गृहलक्ष्मी

कोविड रिकवरी गाइड

गृहलक्ष्मी ने ठाना है
कोरोना को भगाना है

प्रकाशक:

डायमंड पॉकेट बुक्स प्रा.लि.

X-30, ओखला इण्डस्ट्रियल एरिया, फेज-2, नई दिल्ली-110020

फोन : 011-40712200

ई-मेल : sales@dpb.in

वेबसाइट : www.diamondbook,.in

संस्करण : 2021

GREHLAKSHMI COVID RECOVERY GUIDE

by: Monika Aggarwal

विषय सूची

यह महामारी का दौर है और इसमें बच्चे हों या बड़े सब की सुरक्षा जरूरी है। इसलिए बहुत जरूरी है कि आप कोरोनावायरस संबंधित सभी जानकारी एकत्र करें और पूरी सावधानी बरतें। इसलिए डॉक्टर से संपर्क करते रहें और कोई भी उपचार अपनाने से पहले एक्सपर्ट की सलाह जरूर लें। स्वयं से खुद को या मरीज को कोई उपचार न दें।

कोविड 19 कैसे फैलता है?

गृहलक्ष्मी लेकर आयी है कोरोना वायरस संक्रमण से उबरने में मदद के लिए पूरी गाइड। घर पर रहकर आप किस तरह से अपनी हेल्थ ठीक रख सकते हैं और आपको स्वस्थ रहने के लिए क्या टिप्स फॉलो करने चाहिए और किस प्रकार कोविड प्रबंधन करना चाहिए।

कोविड 19 एक प्रकार का संक्रमण है जो हाल ही में पाए गए कोरोना वायरस के द्वारा होता है। यह वायरस किसी भी संक्रमित व्यक्ति के लार की ड्रॉपलेट या नाक के डिस्चार्ज द्वारा फैलता है। जब वह खांसता या छींकता है तब यह मुख्य रूप से फैलता है। यह वायरस हमारे शरीर में नाक, मुंह और आंखों के द्वारा प्रवेश करता है। कुछ स्टडीज का मानना है कि यह वायरस अब हवा के माध्यम से भी फैल सकता है। ऐसा बंद एयर कंडीशनर, ऑफिस, कैब या मॉल्स में होता है, जहां कोई संक्रमित व्यक्ति चला जाता है और छींक या खांस देता है। ऐसी जगहों में क्रॉस वेंटिलेशन की कमी होती है इस कारण अगर आप किसी संक्रमित व्यक्ति के संपर्क में नहीं भी आते हैं तो भी आप संक्रमित हो सकते हैं। लेकिन इसको फैलने से भी रोका जा सकता है।

कोविड 19 का संक्रमण निम्न तरह से कम किया जा सकता है

- आपको जितना हो सके उतना घर पर ही रहना चाहिए। खासकर जब आप 60 वर्ष से ऊपर हों या 5 साल से कम बच्चे आपके घर पर हों। अगर आपको डायबिटीज या हाइपरटेंशन जैसी क्रोनिक बीमारियां हैं तो आपको बाहर बिल्कुल ही नही निकलना चाहिए। घर पर भी बाहर से आने वाले लोगों से मिलना कम चाहिए।
- समय समय पर अपने हाथ और मुंह को साबुन और पानी की मदद से धोते रहना चाहिए।
- अगर घर से बाहर निकलने पर मास्क का प्रयोग अवश्य करना चाहिए।
- यही नहीं अपने घर की हर सरफेस को डिसइनफेक्टेंट से साफ रखें।
- ऑफिस, मॉल आदि बंद जगहों पर जाना बंद करें और इसकी बजाए ताजी हवा में रहना चाहिए।
- साथ में पर्याप्त पोषण वाली संतुलित डाइट लें। खुद को हाइड्रेट करने के लिए ज्यादा से ज्यादा तरल पदार्थ पिएं। इम्यूनिटी बढ़ाने के लिए हर्बल ड्रिंक, ताजे फलों और सब्जियों का जूस , काढ़ा बना कर पिएं।
- रोजाना एक्सरसाइज और मेडिटेशन करें।
- डॉक्टर द्वारा सुझाई दवाइयों को रोजाना लें। स्वयं के मेडिकेशन से बचें।
- कोशिश करें कि किसी बीमार के पास न जायें।
- जरूरत पड़ने पर मेडिकल एडवाइस लेते रहें। हॉस्पिटल में फोन के माध्यम से भी डॉक्टर की कंसल्टेशन लेते रहें।

मास्क पहनते समय क्या करें व क्या न करें?

जब आप मास्क पहनते हैं तो निम्न बातों का ध्यान जरूर रखें :

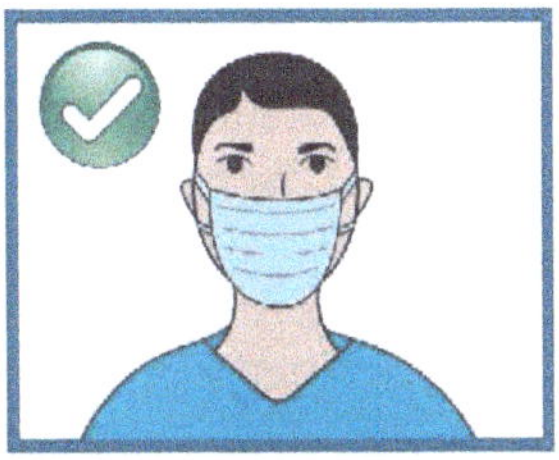

मास्क पहनते समय इलास्टिक बैंड को अच्छे से बांध कर सिक्योर कर लें।

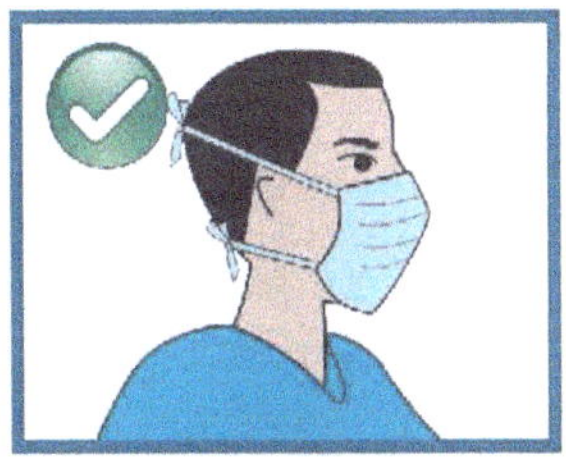

मास्क की डोर को अपने सिर के पीछे से मिडिल से और नीचे से अच्छे से सिक्योर करें।

मास्क पहनते समय क्या न करें?

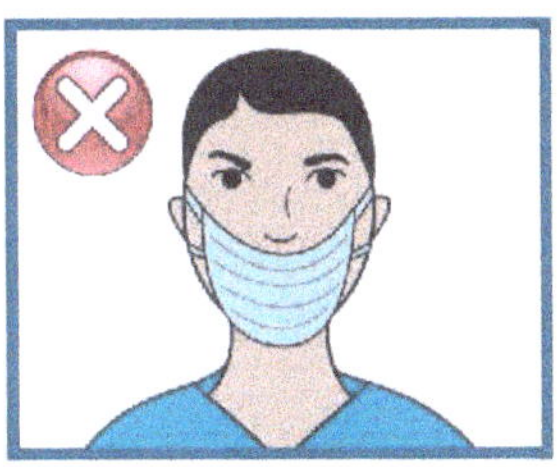

अपने मास्क को नाक से नीचे न रखें।

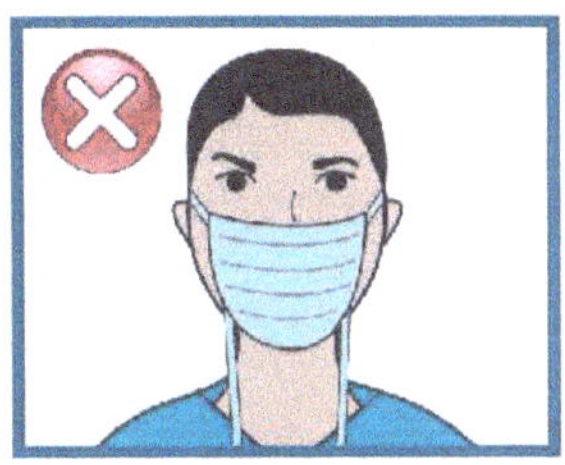

स्ट्रैप को गले के नीचे न लटकाएं और उन्हें क्रॉस भी न करें।

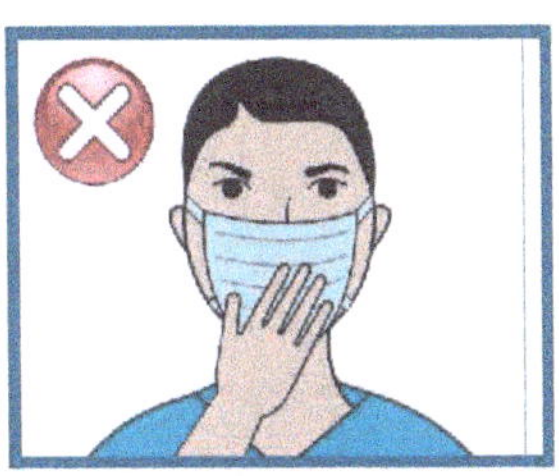

अपने हाथों को मास्क को छूने से पहले और बाद में साबुन से धोएं बिना मुंह को न छुएं।

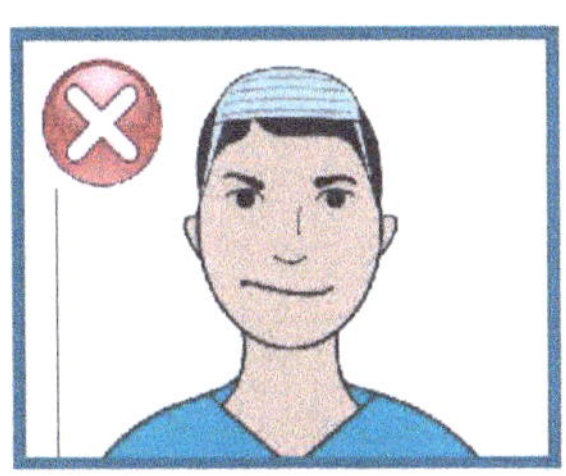

अपने सिर पर फेस मास्क को न पहनें।

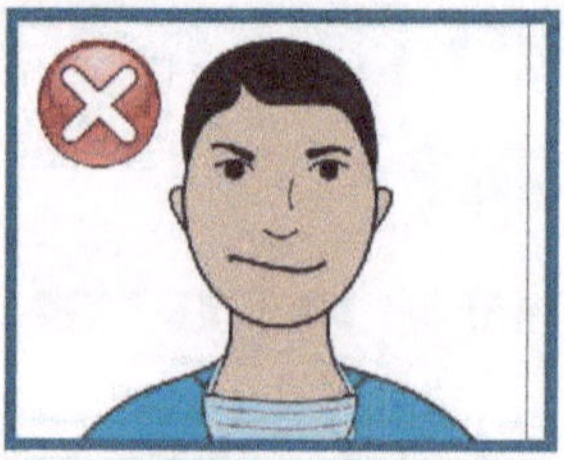

अपनी गर्दन के आसपास मास्क को न पहनें।

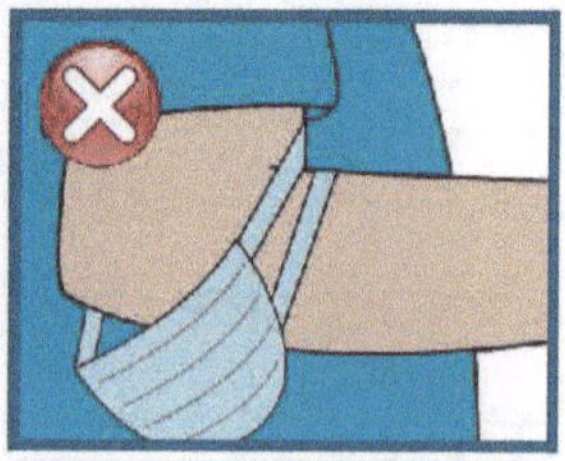

अपनी बाजू के आसपास अपने फेस मास्क को लटका कर न रखें।

मास्क को हटाते समय क्या करें व क्या न करें?

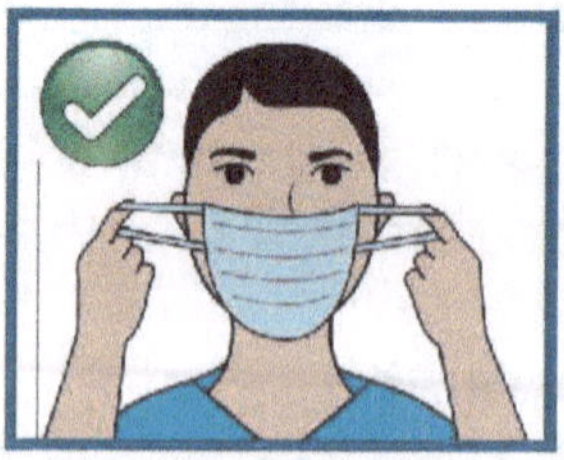

अपने मास्क को उतारते समय केवल उसकी स्ट्रैप या टाई को ही हाथ लगाएं।

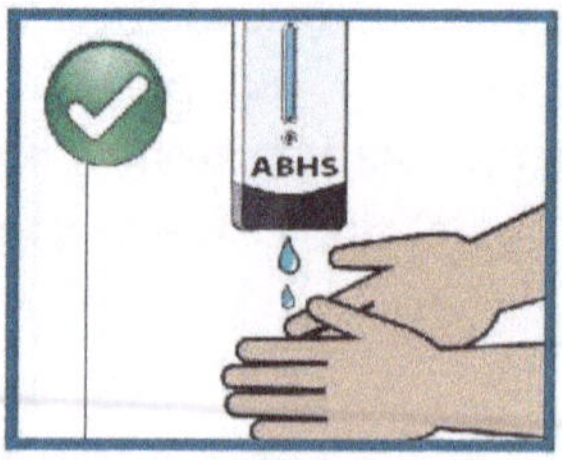

मास्क को उतारने के बाद अपने हाथों को अच्छे साबुन से धोएं और 70% अल्कोहल बेस्ड सैनिटाइजर का प्रयोग करें।

एक्जालेशन वाल्व मास्क का प्रयोग

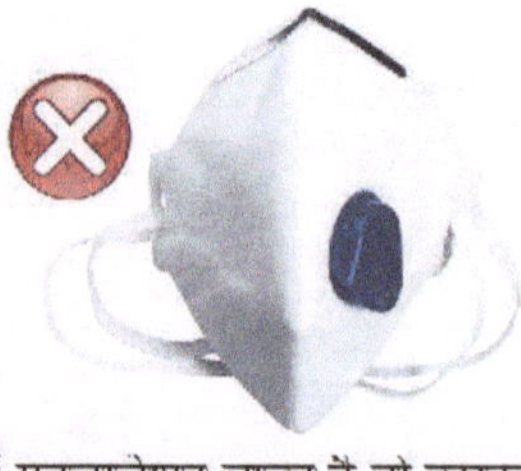

अगर किसी फेस मास्क में एक्जालेशन वाल्व है तो उसका प्रयोग न करें, क्योंकि उस वाल्व के द्वारा आप तो खुद को पर्यावरण के कुछ पैथोजन्स आदि से बचा लेंगे। लेकिन बाकी लोग आपकी सांसों से नहीं बच पाएंगे। जब आप इस प्रकार के मास्क पहनते हैं तो उसका कुछ भाग अनफिल्टर होता है। इस प्रकार के मास्क केवल प्रदूषण से बचाने के लिए प्रयोग किए जाते हैं।

कोविड 19 कैसे प्रत्यक्ष होता है?

कोविड 19 के सबसे मुख्य लक्षण निम्न हैं :

- सूखी खांसी, जुकाम और गले में दर्द
- बुखार या बहुत ठंड लगना
- थकान होना या शरीर में या मसल्स में दर्द होना
- सिर दर्द
- नाक बहना
- सांस लेने में दिक्कत होना या सांसे फूलना
- भूख न लगना/ किसी चीज की गंध न आना या स्वाद न आना।

वायरस के लक्षणों की गंभीरता हर व्यक्ति में अलग अलग हो सकती हैं। लगभग सभी लोगों को वायरस होने के एक से दो हफ्तों में लक्षण महसूस होते हैं और कुछ लोगों को लक्षण दिखते ही नहीं हैं। तो कुछ लोगों को लक्षणों की वजह से अस्पताल में भर्ती होने तक की नौबत आ सकती है। इससे रिकवर होने में भी हर व्यक्ति को अलग अलग समय लग सकता है। आपको इसके लक्षण नेगेटिव रिपोर्ट के बाद भी महसूस करने को मिल सकते हैं।

अगर आपको यह सब लक्षण महसूस होते हैं तो आपको अपने फिजिशियन से बात करनी चाहिए और अगर उनको लगेगा कि आपको वायरस होने का रिस्क है तो वह आपको कुछ टेस्ट सुझाएंगे। अगर आप पॉजिटिव पाए जाते हैं और आपको कुछ ही लक्षण दिख रहे हैं जो कि ज्यादा गंभीर नहीं हैं तो आपके डॉक्टर आपको घर पर ही इलाज कराने को बोलेंगे, नहीं तो आपको अस्पताल में एडमिट किया जा सकता है।

हर पॉजिटिव केस की खबर सरकार को दी जाती है और कुछ सरकारी विभाग के लोग आपके घर भी आ सकते हैं ताकि आपके परिवार के सदस्यों और आसपास के लोगों को आइसोलेट किया जा सके।

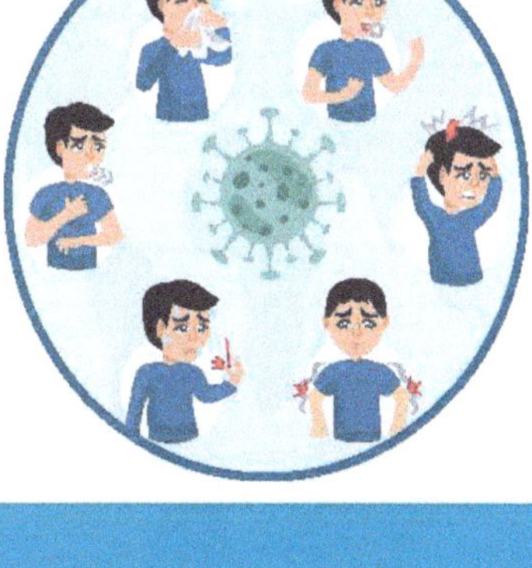

घर पर इलाज करते समय क्या क्या करना चाहिए?

- हर समय घर पर ही रहें। केवल मेडिकल कारण होने पर ही बाहर जाएं।
- अच्छा हाइजीन बना कर रखें। कम से कम 20 सेकंड के लिए हाथ धोएं।
- हाथ धोते समय अपनी उंगलियों के बीच में, उंगलियों के ऊपर और नीचे, नाखूनों के आसपास साफ करें और इसके लिए खूब सारे साबुन और पानी का प्रयोग करें।
- इसके अलावा 60%से अधिक अल्कोहल वाले सैनिटाइजर का प्रयोग करें। ऐसा बार बार करें खासकर जब आप खाना खाते हैं उससे पहले, रेस्ट रूम के बाद, अपने मुंह को छूने के बाद, छींकने या खांसने के बाद।
- खासते और छींकते समय अपने मुंह को ढकें। इसके लिए अपनी कोहनी का प्रयोग करें।
- अलग कमरे में रहें और अपने कमरे का दरवाजा बंद रखें। अलग बाथरूम का ही प्रयोग करें।
- घर की जिस चीज को भी आप छूते हैं उसे बाद में साफ करवाएं। किसी भी ब्लीच को इस काम के लिए प्रयोग कर सकते हैं।
- अपने फोन को भी टच करने के बाद 70%आइसोप्रोपील अल्कोहल या डिसइनफेक्टेंट वाइप के द्वारा साफ करें।
- कैश या क्रेडिट कार्ड को हाथ लगाने के बाद अपने हाथों को साफ करें क्योंकि उन चीजों में वायरस हो सकता है।
- अगर आप कमरे से बाहर जाते हैं या कोई अन्य व्यक्ति अंदर आता है तो मास्क का प्रयोग करें।
- मास्क को पहनने से पहले अपने हाथ धोएं और केवल स्ट्रैप को ही छुएं।
- अपने इम्यून सिस्टम को एक अच्छी हालत में रखने के लिए संतुलित मील लें।
- हाइड्रेटेड रहने के लिए खूब सारा पानी पिएं, अल्कोहल का सेवन बंद करें और हेल्दी व संतुलित वजन बना कर रखें।
- पर्याप्त मात्रा में नींद लें।
- हर रोज अपने लक्षणों जैसे सूखी खांसी, बुखार, सांस कम आना, स्वाद और गंध कम आना आदि को देखें।
- अगर हो सके तो ऑक्सीजन लेवल नापने के लिए फिंगर पल्स ऑक्सीमीटर रखें।
- अपने परिवार के सदस्यों के लिए कीमोप्रोफिलेक्स की मेडिकल जानकारी लें।

आप कोविड रिपोर्ट्स का कैसे पता लगा सकते हैं?

आरटी पीसीआर रिपोर्ट सीटी :

आरटी पीसीआर रिपोर्ट में सीटी वैल्यू आपके वायरल लोड और गंभीरता को दर्शाती है। जितनी अधिक वैल्यू होगी उतना कम लोड होगा और जितनी कम वैल्यू होगी उतना अधिक वायरल लोड।

स्कोर वैल्यू	वायरल लोड
17-24	हाई वायरल लोड
24-35	मॉडरेट वायरल लोड
35 से अधिक	थोड़ा बहुत हल्का वायरल लोड

एचआरसीटी चेस्ट

सीटी गंभीरता स्कोर	
स्कोर	सीटी की गंभीरता
8 से कम	माइल्ड
9 से 15	मॉडरेट
15 से अधिक	गंभीर

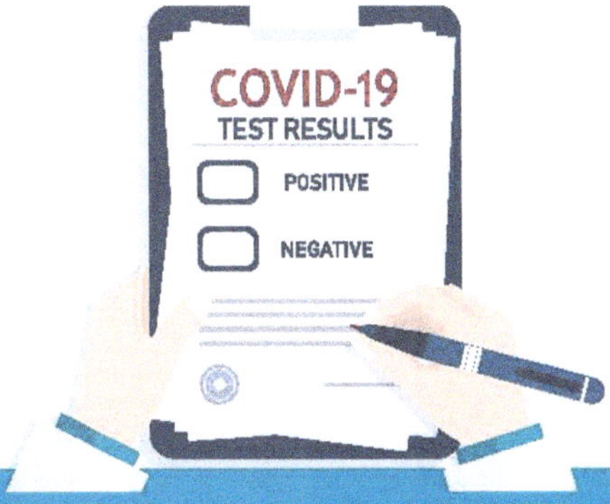

गृहलक्ष्मी

CO RAD स्कोर (कोविड 19 का संदेह लेवल)

को रेड 1	नही
को रेड 2	कम
को रेड 3	कम से थोड़ा अधिक
को रेड 4	अधिक
को रेड 5	बहुत अधिक
को रेड 6	बहुत ज्यादा अधिक और पीसीआर+

सीआरपी (mg/DL)	इंफ्लेमेशन की गंभीरता
0-6	नॉर्मल
26 से कम	माइल्ड
26-100	मॉडरेट
100 से अधिक	गंभीर

1L6 (pg/ml)	इंफ्लेमेशन की गंभीरता
0-7	नॉर्मल
15 से कम	माइल्ड
15-100	मॉडरेट
100-500	गंभीर
500 से अधिक	बहुत गंभीर (क्रिटिकल)

D डाइमर (माइक्रो ग्राम/ml)	इंफ्लेमेशन की गंभीरता
0.5 से कम	नॉर्मल
1 से कम	माइल्ड
1 से अधिक	मॉडरेट या गंभीर

अगर D डाइमर को ng/ml में नापा जाता है तो उपरलिखित रीडिंग को 1000 से गुणा कर दें।

न्यूट्रोफिल से लिम्फोसाइट रेशन
3.5 से कम = माइल्ड
3.5 से अधिक = गंभीर

	नॉर्मल रेंज
फेराटिन	13-150ng/ml
LDH	0-250u/l
ESR	0-22mm/hour

घरेलू उपचार के दौरान क्या न करें?

- घबराएं नहीं।
- पब्लिक प्लेस में न निकलें। पब्लिक ट्रांसपोर्ट का प्रयोग भी न करें।
- किसी से मिलते समय हाथ न मिलाएं या गले न लगें। किसी का अभिनन्दन करते समय उनसे 6 से 8 फीट दूर रहें।
- अपने हाथों को धोए बिना अपने मुंह, आंख, नाक को न छुयें।
- अपना पानी, बर्तन, बिस्तर अन्य परिवार के सदस्यों के साथ साझा न करें।
- वृद्ध रिश्तेदारों के पास न जाएं क्योंकि उन्हें वायरस होने का सबसे अधिक खतरा होता है। अपने घर पर भी उन्हें न बुलाएं।
- जब तक आपको सूचना न मिले तब तक सेल्फ क्वारेंटाइन करते रहें।

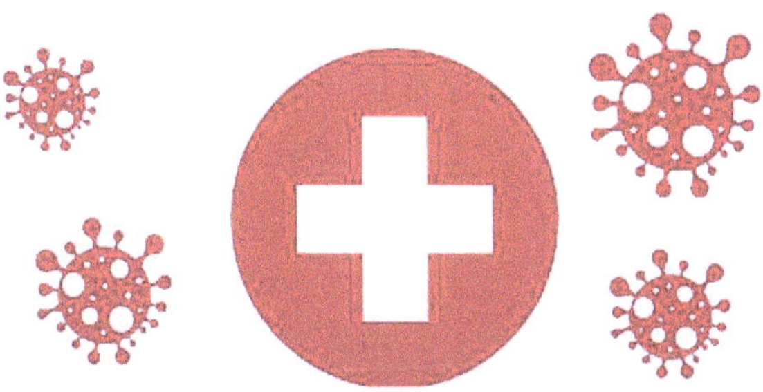

गृहलक्ष्मी

कोविड 19 की दूसरी लहर में बच्चों को क्या क्या लक्षण देखने को मिल रहे हैं और माता पिता इस स्थिति में क्या कर सकते हैं?

सारांश : कोविड की दूसरी लहर में बच्चे भी बहुत प्रभावित हो रहे हैं और हमें बहुत सारे बच्चे पॉजिटिव देखने को मिल रहे हैं। बच्चों में इसके क्या लक्षण दिखते हैं और उनके माता पिता इस स्थिति में क्या कर सकते हैं, आइए एक्सपर्ट्स की राय लेकर जानते हैं।

कोविड की दूसरी लहर में बच्चे भी बहुत अधिक प्रभावित हो रहे हैं और अगर पिछले साल बच्चे एक प्रतिशत प्रभावित थे तो इस साल बच्चे 1.2 प्रतिशत प्रभावित हैं हालांकि यह नंबर में बहुत अधिक होते हैं। उन्हें थोड़े बहुत लक्षण भी देखने को मिल रहे हैं। अभी तक बच्चों के लिए कोई वैक्सीन भी उपलब्ध नहीं है इसलिए उनकी देखभाल करना और भी अधिक जरूरी बन जाता है। हालांकि बच्चों और युवाओं के वैक्सिन का क्लिनिकल ट्रायल चालू कर दिया गया है। लेकिन आज हम जानेंगे कि इस दूसरी लहर के दौरान बच्चे ज्यादा क्यों प्रभावित हो रहे हैं और उन्हें क्या क्या लक्षण देखने को मिल रहे हैं? इन हालातों में माता पिता को क्या कदम उठाने चाहिए?

कोविड की दूसरी लहर के दौरान बच्चे अधिक प्रभावित हैं?

विशेषज्ञों के मुताबिक डबल म्यूटेंट कोरोना वायरस वेरिएंट में बच्चों को प्रभावित करने की क्षमता अधिक है। बच्चे अपने परिवार के उन सदस्यों से संक्रमित हो रहे हैं जो किसी कारण वश बाहर जा रहे हैं और जो सुरक्षा नियमों का पालन नहीं कर रहे हैं। इस म्यूटेंट में इम्यून एस्केप फेनोमिना होता है अर्थात् यह हमारे शरीर का ही सिस्टम बन कर हमारे शरीर में प्रवेश करता है और फिर इम्यूनिटी सुरक्षा से बच निकलता है। इसी कारण बच्चे इस बार अधिक प्रभावित हो रहे हैं। लेकिन यह इस बात का प्रमाण बिल्कुल नहीं है कि बच्चों को संक्रमण बड़े लोगों के मुताबिक अधिक होने वाला है। इस बार 30 वर्ष से कम लोगों को होने वाला संक्रमण 32% है जबकि पिछली लहर में यह 31% था।

बच्चों में क्या लक्षण देखने को मिल रहे हैं?

दूसरी लहर ने दिखा दिया है कि लक्षण अब केवल आपके रेस्पिरेटरी सिस्टम तक ही सीमित नहीं है। बच्चों को ज्यादातर बुखार, ठंड लगना, सांस कम आना, खांसी, सुगंध

न आना, गले में दर्द और मल्टी सिस्टम इन्फ्लेमेटरी सिंड्रोम जैसे लक्षण देखने को मिल रहें हैं। कोविड की इस लहर में ज्यादातर बच्चे गैस्ट्रोइंटेस्टाइनल लक्षण जैसे भूख न लगना, डायरिया और उल्टियां आदि देखने को मिल रहे हैं।

कुछ देशों की रिपोर्ट्स के मुताबिक अब कुछ केस में ऐसे लक्षण भी देखे जा रहे हैं जिनमें मरीज को पैंक्रियाटाइटिस और लीवर को बीमारियों जैसे लक्षण भी देखने को मिल रहे हैं। कुछ गंभीर लक्षण और वार्निंग संकेत हैं : सांस फूलना, इंफ्लेमेशन, आलस आना आदि। हालांकि अब भी ज्यादातर रेस्पिरेटरी लक्षण देखने को मिल रहे हैं लेकिन गैस्ट्रोइंटेस्टाइनल लक्षण भी 40 से 50% केस में देखने को मिल रहे हैं।

अगर कोई बच्चा कोविड पॉजिटिव पाया जाता है तो क्या किया जाना चाहिए?

एक्सपर्ट्स के मुताबिक जिन बच्चों को लक्षण देखने को मिल रहे हैं उन्हें 14 दिन तक घर पर ही क्वारेंटाईन कर देना चाहिए। अगर लक्षण केवल थोड़े बहुत ही हैं और ऑक्सिजन लेवल भी 94 है तो आपको बच्चों को अच्छा पोषण, हाइड्रेशन और पैरासिटामोल देने की आवश्यकता है। लेकिन अगर लक्षण गंभीर हैं तो आपको बच्चों को अस्पताल में भर्ती करवा देना चाहिए।

इमरजेंसी मेडिकल एडवाइस कब लें?

- अपने लक्षणों को नियमित रूप से मॉनिटर करते रहें और अगर निम्न लक्षण देखने को मिलें तो तुरंत आपातकालीन रूप से मेडिकल हेल्प ले।
- खांसी और सांस फूलने जैसे लक्षणों का बहुत गंभीर हो जाना।
- अगर आप पल्स ऑक्सीमीटर का प्रयोग कर रहे हैं तो ऑक्सीजन लेवल का 95% से कम हो जाना।
- ध्यान लगाने में बहुत ज्यादा दिक्कत होना।
- होठों या फेस का नीला पड़ जाना।
- नया बुखार होना या पहला बुखार ही दुबारा हो जाना और तापमान का 101 डिग्री से अधिक होना।
- छाती में दर्द का या प्रेशर का लगातार रहना।
- जागते रहने या जागने में असमर्थ होना।

घरेलू उपचार के दौरान केयर गिवर्स के लिए जानकारी

मास्क : मरीज की देखभाल करने वाले को जब मरीज के कमरे में जाना है तो उसे ट्रिपल लेयर मेडिकल मास्क को अच्छे से पहनना होगा। इस समय आपको मास्क का आगे का हिस्सा नहीं छूना है। अगर मास्क आपके पसीने या ड्रॉपलेट के कारण ज्यादा गीला हो जाए तो आपको तुरंत बदलना चाहिए। प्रयोग करने के बाद मास्क को फेंक दें और अपने हाथों का हाइजीन मेंटेन करें।

हाथों का हाइजीन : बीमार व्यक्ति के आसपास रहने वाले सभी व्यक्तियों को ही अपने हाथों के हाइजीन को बना कर रखना चाहिए। खाना बनाने और खाने से पहले और बाद आपको हाथ अवश्य धोने चाहिए। जब जब आपके हाथ गंदे हों उन्हें कम से कम 40 सेकेंड तक अवश्य धोएं। अगर आपके पास कोई अच्छा साबुन उपलब्ध नहीं है तो अल्कोहल बेस हैंड रब का प्रयोग करें। हाथ धोने के बाद उन्हें सुखाने के लिए केवल एक बार प्रयोग किए जाने वाले वाइप का प्रयोग करें। अगर यह आपके पास नहीं है तो तोलिया से हाथ पूछने के बाद तुरंत उसे बदल दें।

मरीज के आसपास जाते समय : जब भी आप मरीज के आसपास जाएं तो उसके बॉडी फ्लूइड जैसे थूक या छींक या बलगम (रेस्पिरेटरी और ओरल) से दूरी रखें। ग्लव्स के प्रयोग करने के पहले और बाद में हाथों को अच्छे से साफ करें।

- उनके द्वारा छुए गए पदार्थों को न छुएं जैसे उनके साथ सिगरेट शेयर न करें, उनके बर्तनों, डिश, ड्रिंक्स और प्रयोग किए गए टॉवल को छूने से परहेज़ करें।
- मरीज के द्वारा प्रयोग किए बर्तनों को वॉटर वियरिंग ग्लव्स को पहन कर साबुन से धोएं। इन बर्तनों को दोबारा भी प्रयोग कर सकते हैं। बर्तनों को धोने के बाद अपने हाथों को भी अच्छे से धोएं।
- मरीज के द्वारा प्रयोग की गई चीजों को छूते समय या उन्हें साफ करते समय ट्रिपल लेयर मास्क पहने और डिस्पोजेबल ग्लव्स पहनें। ग्लव्स को उतारने के बाद हाथों को अच्छे से धोएं।
- केयर गिवर को यह सुनिश्चित करना चाहिए कि मरीज अपने उपचार का पालन अच्छे से कर रहा हो। केयर गिवर को भी अपनी हैल्थ और अपने तापमान को नियमित रूप से चेक करते रहना चाहिए और अगर कोई लक्षण देखने को मिलता है तो तुरंत डॉक्टर को इस बारे में बताएं। गंध या स्वाद के न आने और सांस फूलने, खांसी और बुखार जैसे लक्षणों को इग्नोर न करें।
- अगर केयर गिवर को इस प्रकार के लक्षण देखने को मिलते हैं तो उन्हें जरूर अपने फिजिशियन से बात करनी चाहिए जो उन्हें टेस्ट करवाने हेतु आगे गाइड कर सकते हैं।

कोविड 19 के खिलाफ छोटी छोटी जंग जीतना

● जब आप वायरस से रिकवर हो रहे होंगे या अस्पताल से घर आ गए होंगे तो आपको पूरी तरह अपनी सामान्य जिंदगी की ओर लौटने में समय लगेगा और इस दौरान आपको छोटे छोटे बदलाव महसूस करने को मिलेंगे। कोविड 19 के दौरान और उसके बाद आपको कुछ निम्न तरह के लक्षण देखने को मिलेंगे।

● एनर्जी में बहुत कमी आना और बहुत आसानी से थक जाना।

● सांस लेने में कमी आना और केवल थोड़ी बहुत ही कोई गतिविधि करते समय ही सांस की कमी हो जाना या सांस फूल जाना।

● छाती टाइट हो जाना।

● बलगम के साथ खांसी होना।

● भूख न लगना और स्वाद का थोड़ा सा बदल जाना।

● सिर दर्द।

● ध्यान न लग पाना।

● चिंता और डर लगना।

● रात में नींद न आना।

● कुछ लक्षण तो समय के बीतने के साथ साथ कुछ ही बेहतर होते आ जाएंगे और कुछ लक्षणों को ठीक करने के लिए आपको थोड़े बहुत प्रयास करने की आवश्यकता होगी। हालांकि पूरी तरह से ठीक होने में आपको थोड़ा समय लगेगा और इस दौरान आपको धैर्य बरतना होगा।

● अगर आपको सांस लेने में बहुत अधिक तकलीफ हो रही है तो आपको आईसीयू में या वेंटिलेटर में जाने की आवश्यकता है। इससे आपके शारीरिक और मानसिक स्वास्थ्य को लंबे समय तक एक धक्का लगने वाला है। वेंटिलेटर से आने के बाद भी बहुत से केस में मरीज को सांस लेने में दिक्कत महसूस होती है। एक ऑक्सीजन सपोर्ट के लिए मरीज को मास्क या घर पर ही कंटीन्यूअस पॉजिटिव एयर प्रेशर की आवश्यकता होगी।

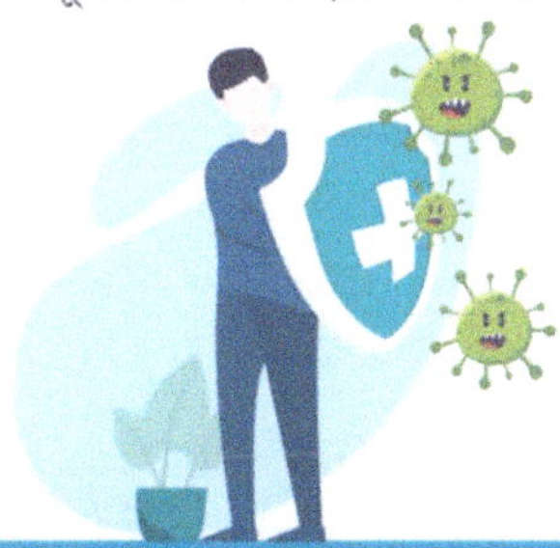

आपकी खांसी को कैसे मैनेज करें?

सूखी खांसी को नियंत्रित करने के लिए टिप्स :

सूखी खांसी आपके गले दर्द का भी एक कारण बन सकती है। इसके लक्षणों को नियंत्रित करने के लिए निम्न टिप्स का पालन करें :

- ढेर सारा हल्का गर्म पानी पिएं और खुद को हाइड्रेटेड रखें।
- गले से घूंट को आसानी से उतारने के लिए छोटी घूंट भरें न कि एक बार में ही लंबी घूंट।
- सूखी खांसी को ठीक करने के लिए वाष्प लेना बहुत आवश्यक है इसलिए आपको एक कटोरे में गर्म पानी लेना है और अपने सिर को उस कटोरे के ऊपर रखें और उसकी भांपों को अपने अंदर लें। अगर आरामदायक लगे तो अपने सिर को और कटोरे को एक टॉवल की मदद से ढंक लें। अगर आपके पास स्टीम इनहेलेशन मशीन है तो आप उसका भी प्रयोग कर सकते है।
- गले को थोड़ा आराम देने के लिए हल्के गर्म पानी में नींबू और शहद मिला कर पिएं। या ऐसे ही किसी काढ़ा को बना कर पिएं।
- नमक के पानी से या बेटाडीन से गरारे करने से आपके गले को बहुत राहत पहुंचेगी।
- अगर आपको खांसी आती है और आपके हाथ में पानी नहीं है तो लगातार अपने मुंह में आने वाले लिक्विड को ही स्वैलो करते रहिए।

बलगम वाली खांसी को नियंत्रित करने के टिप्स

एक बलगम वाली खांसी को नियंत्रित करना थोड़ा मुश्किल हो सकता है, क्योंकि आपको लगातार थोड़े थोड़े समय के अंतराल पर बलगम को बाहर थूकते रहना होगा। यह ध्यान में जरूर रखें कि इस प्रकार का इंफेक्शन खासकर अगर आप कोरोना पॉजिटिव हैं तो बहुत जल्दी से फैलता है इसलिए बलगम को डिस्पोज भी साथ की साथ अवश्य करें। जिस वॉश बेसिन में आप बलगम को थूकते हैं, उसे डिस इनफेंक्ट भी जरूर करें। इस प्रकार की खांसी को नियंत्रित करने के लिए निम्न टिप्स का पालन करें :

- अपने आप को हल्के गर्म पानी से, काढ़ा से हर्बल ड्रिंक आदि प्रकार की लिक्विड से हर समय हाइड्रेटेड रखें।
- अपने फेफड़ों से बलगम को थोड़ा ढीला करने के लिए दिन में तीन बार वाष्प लें।
- कमर के बल लेटने की बजाए राइट या लेफ्ट साइड ही लेटें। इससे आपको बहुत राहत मिलेगी।
- अपने कमरे में थोड़ा टहल लें क्योंकि गतिविधि के कारण बलगम अच्छे से बाहर आता है और आपके फेफड़े भी अच्छे से काम करते हैं।

थकान को नियंत्रित कैसे करें?

अगर आपको थकावट 6 महीने से ज्यादा होती है तो उसे क्रोनिक फैटिग कहा जाता है। इस थकावट का आपके शरीर पर केवल यही प्रभाव नहीं पड़ता है कि आप कम प्रोडक्टिव हो जाते हैं बल्कि और भी प्रभाव पड़ते हैं। आप निम्न टिप्स के द्वारा अपनी थकान को नियंत्रित कर सकते हैं।

- शारीरिक और मानसिक रूप से कोई गतिविधि करने के लिए तैयार होना।
- दिन में आपको कुछ समय के लिए रेस्ट भी करते रहना चाहिए। ऐसा करके न केवल आप शारीरिक और मानसिक रूप से फिर से तैयार होंगे बल्कि सामाजिक दूरी भी बनाएं रखेंगे।
- हफ्ते में कुछ दिन काम बंद करें।
- अपने दिन को पहले से ही प्लान करके रखें ताकि आपको काम करने के साथ साथ रेस्ट करने का भी एक अच्छा शेड्यूल मिल सके।
- धूम्रपान बंद कर दें
- धूम्रपान करने से आपकी इम्यूनिटी कमजोर होती है, आपके फेफड़ों पर भी यह उल्टा असर करता है और इसे करने से आपका शरीर इंफेक्शन से किसी प्रकार लड़ने में असमर्थ हो जाता है। धूम्रपान न करने वाले लोगों की बजाय धूम्रपान करने वाले लोगों को अधिक गंभीर लक्षण होते हैं, उन्हें वेंटीलेटर और आईसीयू की भी अधिक आवश्यकता होती है और उनकी मृत्यु भी धूम्रपान न करने वाले लोगों से अधिक होती है।

अच्छी खबर : यह बात सच है कि आप इतने सालों से किए गए धूम्रपान के असर को अपने शरीर पर कम तो नहीं कर सकते लेकिन अगर आप धूम्रपान करना छोड़ देते हैं तो इसके नतीजे बहुत जल्दी देखने को मिल रहे हैं। इससे आपके फेफड़े टॉक्सिक केक्मिकल के संपर्क में नहीं आएंगे। स्मोकिंग छोड़ने के केवल 20 मिनट बाद ही आपका हृदय रेट और ब्लड प्रेशर गिर जाता है, 12 घंटे बाद आपका ब्लड कार्बन मोनोऑक्साइड स्तर गिरता है। दो हफ्तों के बाद सर्कुलेशन अच्छी होती है और फेफड़े अच्छे से काम करने लगते हैं। एक महीने के बाद सिलिया जोकि फेफड़ों से म्यूकस को बाहर निकालती है, सामान्य रूप से फंक्शन करने लगती है।

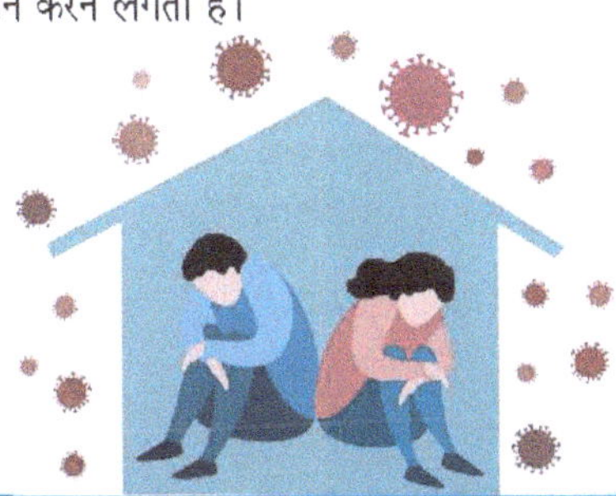

इमोशनल रूप से भी रहें हेल्दी

वायरस से संक्रमित होने का अनुभव बहुत डरावना और चिंताजनक हो सकता है और इस दौरान आप बहुत अधिक चिंता ले रहे होंगे और स्ट्रेस भी ले रहे होंगे। यह बीमारी न केवल आपको शारीरिक रूप से प्रभावित करती है बल्कि आपको मानसिक और जज्बाती रूप से भी प्रभावित करती है। साइकोलॉजिकल प्रभाव अलग अलग हो सकते हैं जैसे :

- अपनी या अपने किसी प्रिय की सेहत के बारे में चिंता होना या डर लगना, अपनी नौकरी या फाइनेंशियल स्थिति को लेकर परेशान रहना, उन सुविधाओं से सपोर्ट की कमी पाना जिन पर आप भरोसा करते थे।
- सामाजिक बातों के बारे में चिंता होना।
- इरिटेट रहना, गुस्से में रहना और दुविधा में रहना।
- फ्रस्ट्रेशन होना या अकेला महसूस करना।
- एंजाइटी, डिप्रेशन, रात को नींद न आना आदि।

इस स्ट्रेस से खुद को कैसे दूर रखें?

हम कुछ ऐसी चीजें कर सकते हैं जिनसे हम चिंता, डर और स्ट्रेस को खुद से दूर रख सकते हैं :

- समाचार देखने से एक ब्रेक लें या कुछ समय के लिए खबर देखना बिल्कुल बंद कर दें।
- ऑडियो और वीडियो कॉल के जरिए अपने प्रियों के साथ जुड़े रहें।
- जो काम करना आपको पसंद है उसे कीजिए।
- भरपूर मात्रा में रेस्ट करिए।
- संतुलित डाइट मेंटेन करके रखिए।
- अपनी स्थिति के हिसाब से थोड़ी बहुत एक्सरसाइज कर लीजिए।
- अपनी बीमारी को न छुपाएं।
- कोविड 19 के रिस्क के बारे में बात करें और इससे जुड़ी सटीक जानकारी लें।
- जो लोग कोविड से ठीक हो चुके हैं उनकी पॉजिटिव कहानियों को साझा करिए।

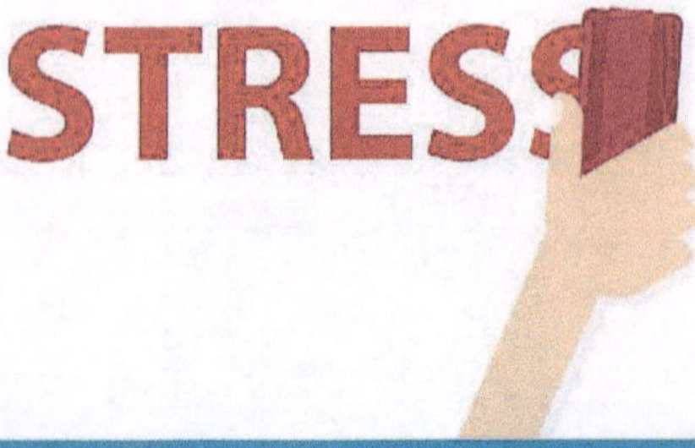

एक हेल्दी डाइट बना कर रखिए

शरीर में अच्छे पोषण का होना बहुत जरूरी है। यह इंफेक्शन के दौरान, पहले और बाद में हर हाल में होना चाहिए। हालांकि कोई सप्लीमेंट या डाइट्री बदलाव आपके लक्षणों को कम नहीं कर देने वाला है बल्कि एक अच्छे इम्यून सिस्टम के लिए आपको अच्छी डाइट लेने का भी बहुत ध्यान रखना चाहिए।

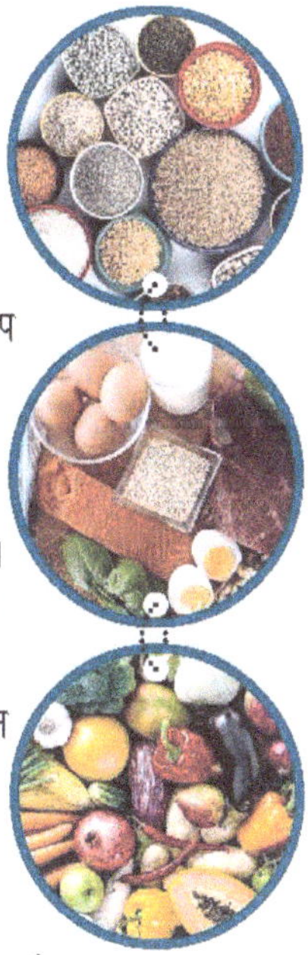

अलग अलग पोषण देने वाले भोजन की वैरायटी ट्राई करें।

एनर्जी से भरपूर भोजन : जो भोजन पदार्थ आपको एनर्जी देंगे उनमें कार्बोहाइड्रेट का होना बहुत आवश्यक है इसलिए आप चावल, गेहूं, मक्का आदि को अपनी डाइट में शामिल कर सकते हैं।

बॉडी को बिल्ड करने वाले फूड : इस प्रकार के भोजन पदार्थ आपके शरीर को प्रोटीन देंगे। दाल, अंडे, मीट, दूध और दूध से बनी चीजों को आप इस कैटेगरी के अंदर रख सकते हैं। इंफेक्शन के दौरान आपके शरीर को प्रोटीन की और भी अधिक आवश्यकता पड़ती है।

प्रोटेक्टिव फूड : यह भोजन पदार्थ विटामिन और मिनरल का श्रोत होते हैं जो आपकी इम्यूनिटी को मजबूत बनाने में एक अहम हिस्सा अदा करते है। सीजनल फल और सब्जी जैसे हरी और पत्तेदार सब्जियां, पीले और ऑरेंज फ्रूट, खट्टे फल आदि को अपनी डाइट का हिस्सा बना सकते हैं। इनमें विटामिन सी, ई और ए होता है जो आपको जिंक, कॉपर आदि पोषण प्रदान करते हैं जो आपके इम्यून सिस्टम को मजबूत बनाने में मदद करते हैं।

इम्यूनिटी बूस्टर :

इम्यूनिटी को बढ़ाने वाले कुछ आयुर्वेदिक इम्यूनिटी बूस्टर निम्न हैं :

- हर्बल चाय पिएं या तुलसी, दालचीनी, काली मिर्च, सूखीतंत अदरक, और किशमिश का काढ़ा बना कर पिएं। इसमें मिठास के लिए गुड मिला सकते हैं और अपने स्वाद के अनुसार ताजा नींबू का रस भी मिला सकते हैं।
- दिन में एक या दो बार रोजाना दूध में हल्दी मिला कर गोल्डन मिल्क बना कर जरूर पिएं।
- सब्जी बनाते समय अदरक और लहसुन का प्रयोग अवश्य करें।
- हल्का गर्म या सामान्य पानी ही पीते रहें और खुद को हाइड्रेटेड रखें।

हेल्दी टिप्स

- अपनी दिन की एक भी मील को स्किप न करें और दिन में सारे भोजन को 5 या 6 मील में विभाजित कर दे।
- होल ग्रेन सीरियल, होल चने और दाल का प्रयोग करें। अपनी फाइबर की जरूरतों

को पूरा करने के लिए होल व्हीट और ब्रेड या ओट्स आदि खाएं।

- गेहूं और होल चना का सप्लीमेंट लें। चावल में होल चना या दल एक अनुपात एक में मिला सकते हैं।
- 4 से 5 सर्विंग हरी सब्जियों की रोजाना खाएं। इसके साथ साथ ताजा फल भी रोजाना जरूर खाएं।
- केवल ऑलिव/ कैनोला/ सरसों के तेल का ही प्रयोग करें। कुछ महीनो में तेल को भी बदल लें।
- बादाम, अलसी, अखरोट एंटी ऑक्सीडेंट के अच्छे स्रोत हैं, इन्हें अपनी डाइट में जरूर शामिल करें।
- प्रतिदिन दो लीटर पानी जरूर पीएं।
- अधिक नमक न खाएं और प्रोसेस फूड या बाहर का तो बिल्कुल ही न खाएं।
- बाहर खाना खाने से बचें।
- तंबाकू, अल्कोहल का सेवन बंद करें।
- धूम्रपान बंद करें।

एक व्यस्क जिसे किसी प्रकार की बीमारी नहीं है और जो स्वस्थ है उसे एक दिन में 2000 कैलोरी की आवश्यकता होती है। और जिन लोगों को डायबिटीज, किडनी की बीमारी, हाइपरटेंशन हृदय रोग आदि बीमारियां हैं उन्हें अपनी रोजाना डाइट के लिए अपने डॉक्टर से राय लेनी चाहिए।

24 घंटे के लिए डाइट प्लान			
भोजन पदार्थ	वेट (ग्राम)	कैलोरीज	प्रोटीन
सीरियल : गेहू का आटा/ होल व्हीट ब्रेड/ ब्राउन चावल/ ओट्स	180	630	18
लो फैट दूध (3% टोंड)	500	302	17
लो फैट दूध से बनी दही	240	145	8
पनीर	75	217	12
एग वाइट	2	32	8
मछली / लीन चिकन	60	150	14
फलियां	75	240	15
सीजनल फल	400	160	–

सब्जियां ए(तुरई, लौकी, शिमला मिर्च, गोभी, पालक)	250	40	3
सब्जियां बी (मटर, बीन, गाजर, भिंडी, प्याज, कद्दू, मूली)	200	64	4
कुकिंग ऑयल	20ml	180	-
शुगर (शहद, जैम, जेली, गुड)	15	60	-

कोविड 19 के बाद अपनी स्ट्रेंथ दोबारा कैसे पाएं?

- जब वायरस आपके फेफड़ों और अन्य ऑर्गन में डेमेज कर देता है तो आपके शरीर को रिकवर होने में और पहले जैसा होने में थोड़ा समय तो लगेगा ही। अपनी नई एनर्जी लेवल जानने के लिए और आपको क्या क्या नहीं करना है यह सब जानने के लिए आप अपने किसी थेरेपिस्ट की भी मदद ले सकते हैं।
- अपने परिवार और मित्रों का सहारा लीजिए।
- दुबारा से पहले जैसा मजबूत होने के लिए थोड़े थोड़े स्टेप्स लीजिए।
- पहले आप उन चीजों को करें जिनको करने में बहुत कम एनर्जी की जरूरत होती है ताकि आप धीरे धीरे एनर्जी लेवल बढ़ा सकें और रिकवर हो सकें। हर रोज की अपनी गतिविधियों को ऑर्गनाइज करें और केवल वही करें जो आपके लिए ज्यादा आवश्यक हो।
- बहुत अधिक बार प्रयोग होने वाली चीजों को अपने पास ही रखें ताकि उन्हें लेने में आपको बार बार अधिक एनर्जी का प्रयोग न करना पड़े।
- एक दिन में बहुत ज्यादा ही काम न करें क्योंकि इससे आपको थकान हो सकती है। केवल कुछ ही गतिविधियों को करें जिन्हें आप आसानी से कर सकते हैं।
- गतिविधियों की प्राथमिकता सेट करें। केवल वही गतिविधियां करें जो बहुत ज्यादा आवश्यक हों। अनावश्यक कामों को अभी रहने दें।
- प्रोटीन से भरपूर संतुलित भोजन करें। अपने दिन के मील को 5 भागों में बांट दें और फल और सब्जियां अधिक खाएं।
- कामों के बीच भी रेस्ट करते रहें।
- ज्यादा हाइट वाली चीजों को न उतारें क्योंकि इससे आपकी अधिक स्ट्रेचिंग हो सकती है।
- नहाने को आसान बनाने के लिए आप शावर के नीचे बैठ कर नहा सकते हैं।

● काम करने के बीच प्रॉपर तरीके से सांस लें। ऐसे गतिविधियां न करें जिनसे आपके शरीर पर बहुत अधिक प्रेशर पड़े और आपको सांस लेने में तकलीफ हो।

● नियमित रूप से ब्रीदिंग एक्सरसाइज करें।

ब्रीदिंग एक्सरसाइज

सेल्फ अवेक प्रोनिंग

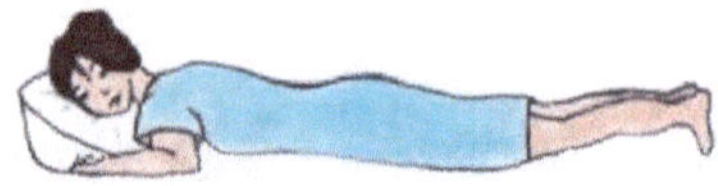

● आधे घंटे से लेकर दो घंटे तक अपने पेट के बल लेट जाइए। अगर आप ऑक्सीजन सपोर्ट पर हैं तो इस अवस्था में भी ऑक्सीजन को न हटाएं। अपने सिर को केवल बाएं या दाएं दिशा में ही रखें। अपने सिर के नीचे, छाती और पेल्विस को सपोर्ट प्रदान करने के लिए इनके नीचे एक तकिया लगाएं। पेट के नीचे किसी प्रकार का तकिया आदि न लगाएं।

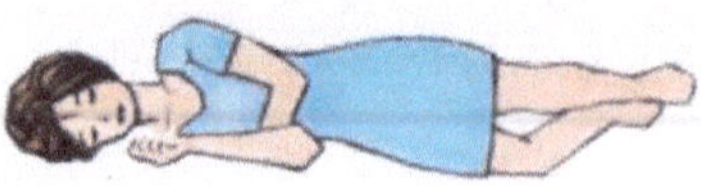

● अब आधे से दो घंटे तक अपनी बाईं ओर लेटें।

● अब आधे से दो घंटे तक थोड़े बैठ जाइए।

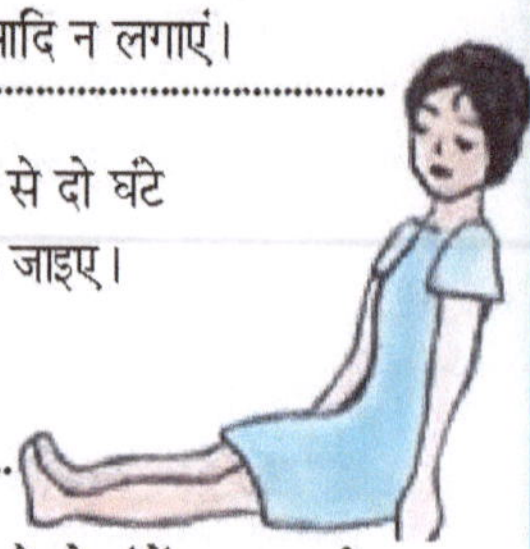

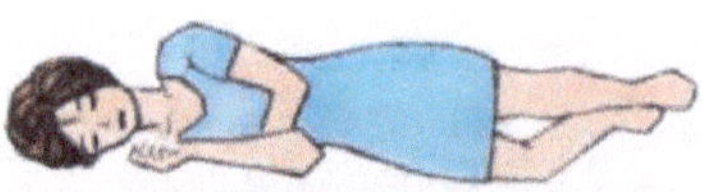

● अब दोबारा से आधे से दो घंटों तक अपनी बाईं ओर लेट जाइए।

● इसके बाद फिर से पहले वाली अवस्था में आ जाइए अर्थात पेट के बल लेटिए।

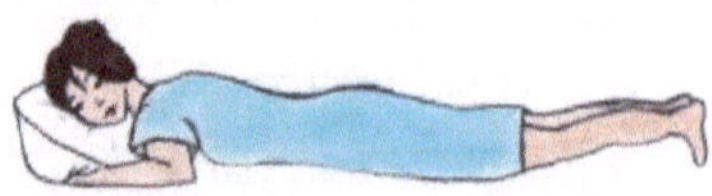

प्राणायाम

● सबसे पहले अपने दाएं नॉस्ट्रिल को बंद करें और बाएं नॉस्ट्रिल से 4 तक गिनने तक सांस लें।

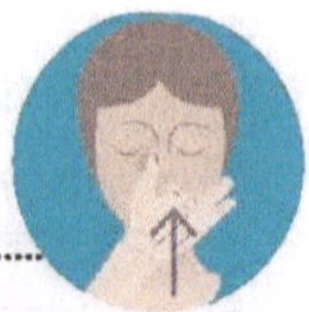

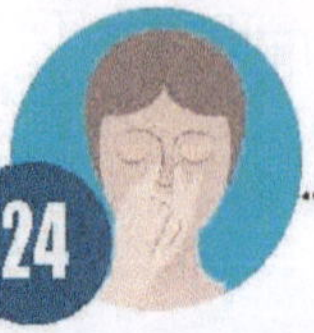

● अब बाएं नाक को भी बंद कर लें और 16 तक गिनने तक काउंट करें।

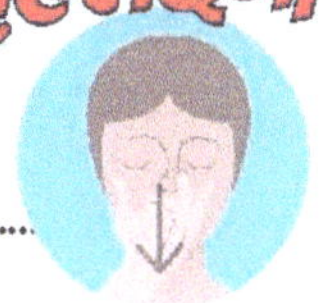

- अब अपने दाएं नाक को छोड़ दें और पूरी तरह 8 तक गिनती करते हुए सांस छोड़ें।

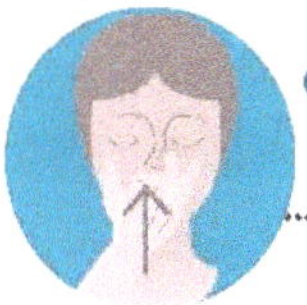

- बाएं नाक को बंद ही रखते हुए दाएं नाक से 4 तक गिनने तक दोबारा इनहेल करें।

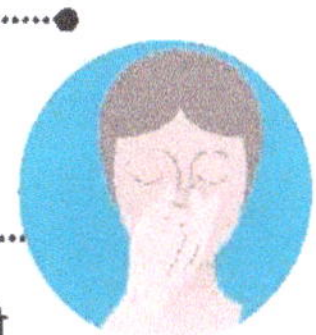

- दोनो नाकों को बंद रख कर 16 तक गिनने तक सांस बंद रखें।

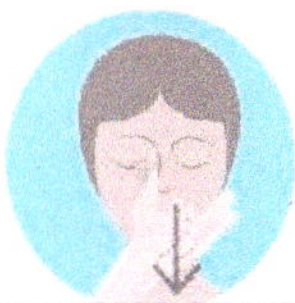

- अब बाएं नाक को खोलें और 8 गिनते हुए सांस को अच्छी तरह बाहर छोड़ें।

छाती की एक्सरसाइज

कुछ छाती की एक्सरसाइज भी ठीक होने के साथ साथ ट्राई करें :

इनसेंटिव स्पाइरोमेट्री

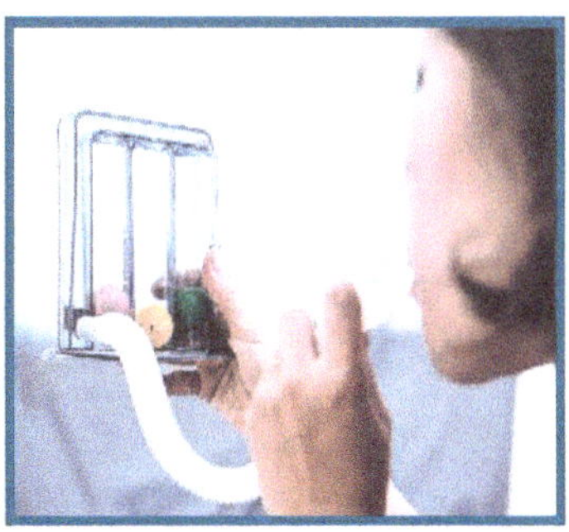

- माउथ पीस को अपने मुंह में रखें और उसके चारों ओर अच्छे से होठों से दबाएं। अपनी जीभ के द्वारा माउथ पीस को ब्लॉक न करें।
- इंडिकेटर को बढ़ाने के लिए लंबी लंबी और आराम से सांस लें। कोशिश करें कि आप गोल मार्कर के लेवल तक इंडिकेटर को ऊपर ले जा सकें।
- जब आप और ज्यादा इनहेल न कर पाएं तो माउथपीस को हटा दें और 3 सेकंड तक अपनी सांस को रोकें।
- सामान्य तरीके से सांस छोड़ें।
- इन्हीं स्टेप्स को अपने डॉक्टर की आज्ञा अनुसार बार बार रिपीट करें।
- हर बार जितना हो सके उससे अधिक लेवल तक जाने की कोशिश करें। इससे आपके डॉक्टर यह पता लगा पाएंगे कि आपके फेफड़े कितने रिकवर हुए हैं।

गृहलक्ष्मी

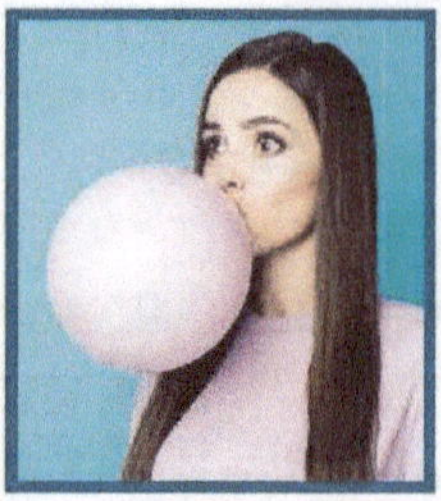

गुब्बारे की एक्सरसाइज

- इस एक्सरसाइज के दौरान आपको हर दिन कुछ गुब्बारे फुलाने होंगे।
- गुब्बारे फुलाने से आपकी इंटरकोस्टल मसल्स पर अच्छा प्रभाव पड़ता है जो आपकी रिब केज और डायाफ्राम को फैलाने में मदद करती है।
- इससे जब आप इनहेल करेंगे तो ऑक्सीजन आपके शरीर के अंदर जाएगी और जब आप सांस छोड़ेंगे तो कार्बन डाइऑक्साइड आपके शरीर से बाहर निकलेगी।
- जितनी ऑक्सीजन आपके शरीर के अंदर जाएगी उतने अच्छे से आपके फेफड़े काम करेंगे और उतनी ही देर तक आप सांस छोड़ें बिना रह पाएंगे।
- इससे आपकी थकान में भी कमी आयेगी।

सांस न आने की स्थिति का किस प्रकार सामना करें?

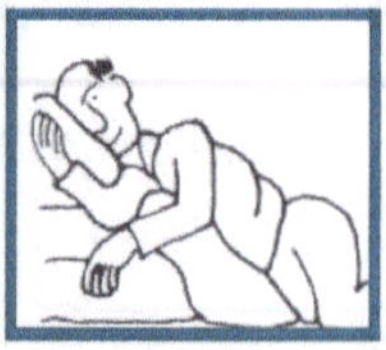

हाई साइड लाइंग : इस अवस्था में आपको अपनी किसी एक साइड पर लेटना होता है और इस दौरान अपने सिर और गर्दन के नीचे बहुत सारे तकिया रखें और अपने घुटनों को थोड़ा सा मोड़ लें।

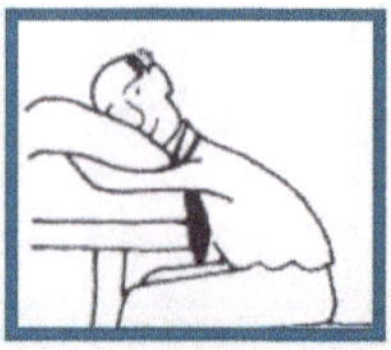

फॉरवर्ड लीन सिटिंग : एक कुर्सी पर बैठ जाइए और अपने पेट के पास से मुड़िए और अपना सिर किसी टेबल पर रख लीजिए। सिर के नीचे बहुत से तकिया रखें। आप बिना तकिया के भी ट्राई कर सकते हैं। अपने हाथों को भी टेबल पर रखें। आप ऐसा बिना टेबल के भी कर सकते हैं। उस समय अपने हाथों को अपनी गोद में रखें।

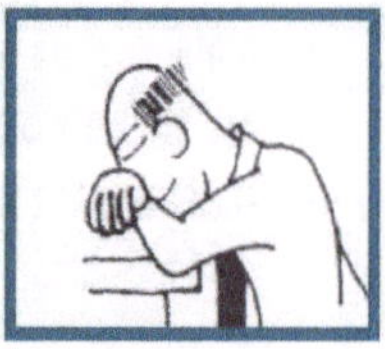

फॉरवर्ड लीन स्टैंडिंग : खड़े रहते समय सामने किसी स्टैंडिंग सर्फेस की ओर झुकें।

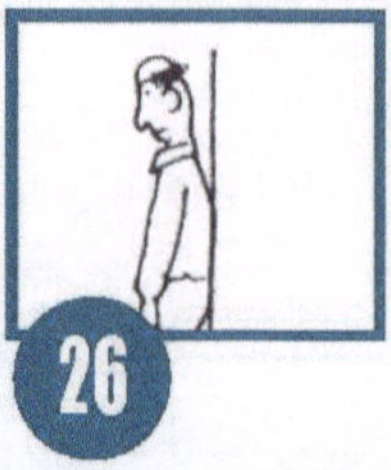

स्टैंडिंग विथ बैक सपोर्ट : अपने हाथों को अपनी साइड में ही रखें और किसी दीवार का सहारा लेकर खड़े हो जाइए। अपने पैरों को दीवार से एक फुट दूर रखें और एक दूसरे से भी थोड़ी दूरी पर रखें। ध्यान रहे कि आपको अपनी पीठ दीवार के बल रखनी है।

रिलैक्स करें

● रिलैक्स करना आपके लिए बहुत अच्छा होता है और इसमें उतना समय नहीं लगता जितना आप सोचते हैं।

● जब हम रिलैक्स करते हैं तो हमारे शरीर में रक्त प्रवाह बढ़ता है जिससे हमें और अधिक एनर्जी मिलती है। इससे हमे शांत और साफ दिमाग मिलता है जिससे हमें केवल सकारात्मक विचार आते हैं, हमारी याददाश्त बढ़ती है और हम ध्यान भी सही से लगा पाते हैं।

आप किसी भी निम्न रिलैक्सिंग तकनीक का प्रयोग कर सकते हैं :

● एक लंबी और गहरी सांस लें।

● मेडिटेशन करें।

● पिछली और आने वाली सभी बातों को भूल कर केवल वर्तमान में जिएं और हर छोटी छोटी चीज जैसे खाना खाना आदि को एंजॉय करें।

● आपके सोशल नेटवर्क पर जाएं।

● तेजी से हंसे।

● अपने मन पसंद म्यूजिक को सुनें।

● किसी भी रूप में थोड़ी बहुत एक्सरसाइज करें। जैसे आप वॉकिंग या योग भी कर सकते हैं।

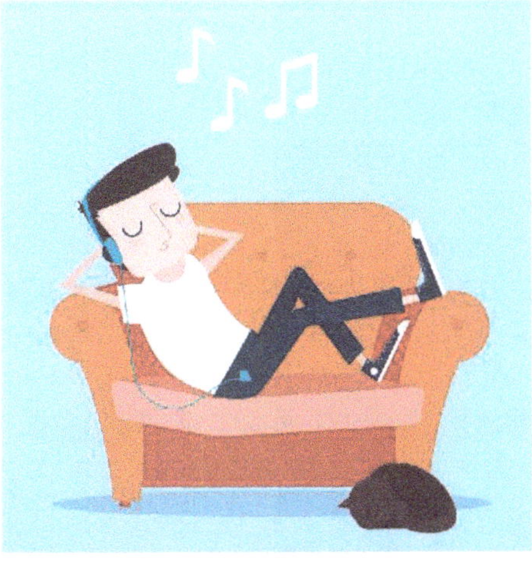

गृहलक्ष्मी

कोविड के बाद अपनी शारीरिक गतिविधियों को चालू करना

- कोविड से ठीक होने के बाद भी आपको कुछ हफ्तों या उससे भी लंबे समय तक यह लगेगा कि आप बहुत थके हुए हैं या आप में बिल्कुल भी एनर्जी नहीं बची है। आप जैसे ही किसी प्रकार की शारीरिक गतिविधि करते हैं, उसे करते समय आपको बहुत कठिनाई होगी लेकिन धीरे धीरे शुरू करें और फिर आगे बढ़ते जाएं।
- आपको लो इंटेंस एक्टिविटी से शुरुआत करनी चाहिए और फिर धीरे धीरे हाई की ओर जाना चाहिए। अगर आप एथलीट हैं तो आपको अपनी ट्रेनिंग से ठीक होने के बाद भी लगभग 10 दिन का ब्रेक लेना चाहिए। अगर अब भी आपको लक्षण देखने को मिलते हैं तो एक हफ्ता और रुक जाएं।
- अगर आपको और दिन के मुकाबले अधिक सांस लेने में कमी हो रही है, आप जल्दी थक रहे हैं और काम करते समय खांसी अधिक हो रही है तो आपको जैसे ही आप रोज समय के साथ स्ट्रॉन्ग हो रहे हैं वैसे वैसे ही ज्यादा गतिविधि करनी शुरू करनी चाहिए।

रिकवर होने के बाद और रिकवर होने के लिए आपका एक्सरसाइज करना बहुत जरूरी है। एक्सरसाइज से आपको :

- फिटनेस इंप्रूव होगी।
- सांस लेने में दिक्कत कम होगी।
- मसल स्ट्रेंथ बढ़ेगी।
- संतुलन और को ऑर्डिनेशन बढ़ेगा।
- आपकी सोच इंप्रूव होगी।
- स्ट्रेस कम होगी और मूड अच्छा रहेगा।
- आत्म विश्वास बढ़ेगा।
- एनर्जी बढ़ेगी।

निम्न कुछ टिप्स आपको एक्सरसाइज करने में आसानी प्रदान करेंगे :

- एक्सरसाइज करने से पहले हमेशा वार्म अप करें और एक्सरसाइज करने के बाद हमेशा कूल डाउन करें।
- ढीले और आरामदायक कपड़े पहने और जूते भी अच्छी क्वालिटी के ही पहनें।
- एक्सरसाइज करने के बाद खाने खाने के लिए कम से कम एक घंटा इंतजार करें।
- बहुत सारा पानी पिएं।
- अधिक गर्मी वाले दिन एक्सरसाइज न करें।

- अधिक ठंड में अंदर ही एक्सरसाइज करें।

अगर आपको निम्न लक्षण दिखते हैं तो एक्सरसाइज करनी बंद करें और अपने डॉक्टर को इनके बारे में बताएं :

- जी घबराना या बीमार महसूस करना।
- चक्कर आना।
- हल्की हल्की सांस लेने में दिक्कत महसूस होना।
- छाती टाइट होना।
- पसीना अधिक आना।
- दर्द अधिक होना।

वार्म अप एक्सरसाइज

शोल्डर श्रृग : धीरे धीरे अपने कंधों को अपने कान की ओर ऊपर उठाएं और फिर नीचे लाएं।

साइड बैंड्स : अपने शरीर को सीधा रखें और अपने हाथों को साइड में रखने से शुरुआत करें। अपनी एक बाजू को जमीन की ओर साइड में मोड़ते हुए झुकें और फिर दूसरी बाजू के साथ भी ऐसा ही करें।

एंकल टेप्स : अपने पैर का प्रयोग करते हुए पहले अपने पैर के अंगूठे को टैप करें और फिर अपनी एड़ी को टैप करें। इसके बाद दूसरे पैर के साथ भी ऐसा ही करें।

नी लिफ्ट : एक कुर्सी पर बैठ कर अपने एक घुटने को पहले ऊपर उठाएं फिर नीचे करें। ध्यान रखें कि आपका घुटना आपके हिप्स से ज्यादा ऊपर न उठे। ऐसा ही दूसरे घुटने के साथ भी करें।

शोल्डर सर्कल्स : अपनी दोनों बाजुओं को रिलैक्स रखते हुए अपने दोनो कंधों को पहले सर्कल बना कर सीधे तरह घुमाइए और फिर पीछे की ओर घुमाइए।

एंकल सर्कल : अपने एक पैर को थोड़ा ऊपर उठाएं और फिर गोले के आकार में घुमाएं और फिर ऐसा ही दूसरे पैर के साथ करें।

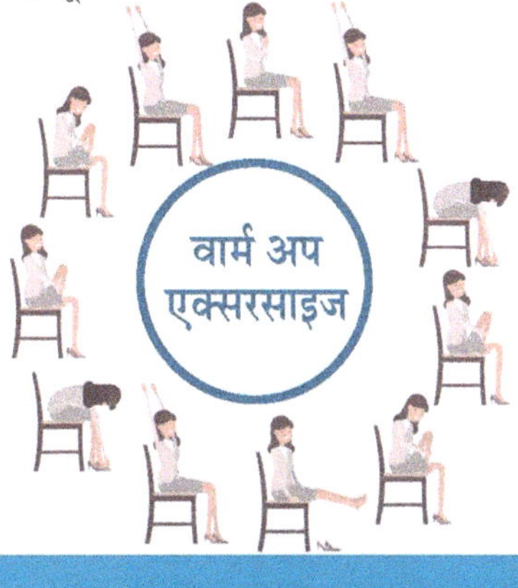

फिटनेस एक्सरसाइज

आपको हर रोज 20 से 30 मिनट फिटनेस एक्सरसाइज करने की कोशिश करनी चाहिए। ऐसा हफ्ते में 5 दिन करें।

मार्च करें

- अगर आपको जरूरत पड़े तो आप एक स्टैंडिंग सपोर्ट ले सकते है और बीच में बैठने के लिए एक कुर्सी की मदद लें।
- अपने एक घुटने को एक समय पर ऊपर उठाएं।
- अब अपने घुटने को थोड़ा और ऊपर ले जाने की कोशिश करें और यह कोशिश करें कि आपका घुटना हिप्स तक पहुंच सकें।
- अगर आप बाहर नहीं जा सकते या अगर आप वॉक करते समय ज्यादा देर तक चल नहीं पाते हैं तो ही इस एक्सरसाइज को करें।

स्टेप अप

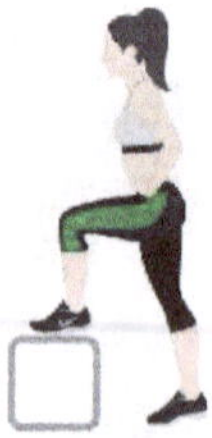

- अपनी सीढ़ियों की सबसे नीचे वाली सीढ़ी पर चढ़ें।
- अगर आवश्यकता हो तो अपने पास रेस्ट करने के लिए एक कुर्सी रखें या रेलिंग को सहारे के लिए पकड़ें।
- अब किसी ऊंची हाइट वाली सीढ़ी पर चढ़ें या ऊपर या नीचे जाने की स्पीड को बढ़ाएं।
- अगर आपका ऊपर जाने में और नीचे आने में संतुलन अच्छा है तो आप अपने हाथों में थोड़ा वजन भी उठा सकते हैं।
- अगर आप बाहर नहीं जा सकते या अगर आप वॉक करते समय ज्यादा देर तक चल नहीं पाते हैं तो ही इस एक्सरसाइज को करें।

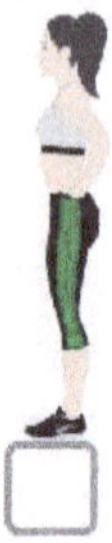

वॉकिंग

- अगर जरूरत है तो आप चलते समय किसी स्टिक का प्रयोग कर सकते हैं।
- किसी ऐसे रूट को चुनें जो ज्यादातर फ्लैट हो।
- अगर आसानी हो रही है तो चलने का रास्ता बढ़ाएं और ऊंचाई की ओर चलें।
- अगर आप घर से बाहर जा सकते हैं केवल तो ही इसका प्रयोग करें।

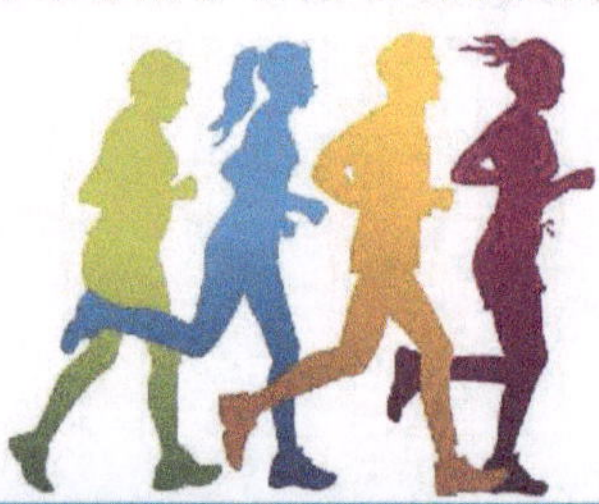

जोगिंग और साइकिलिंग

जॉगिंग या साइकिलिंग केवल तब ही करें जब यह आपके लिए मेडिकल रूप से सुरक्षित हों। इसे केवल तब ही करें जब आप वॉकिंग करते समय आपकी सांस न फूल रही है और आप जॉगिंग करने में समर्थ हों।

स्ट्रेंथनिंग एक्सरसाइज

इस प्रकार की एक्सरसाइज आपकी वायरस के कारण कमजोर हो गई मसल्स को मजबूत करने में मदद करेगी। आपको हर हफ्ते स्ट्रेंथनिंग एक्सरसाइज के 3 सेशन करने चाहिए। यह एक्सरसाइज आपकी सांसें उस तरह नहीं फुलाएंगी जिस प्रकार फिटनेस एक्सरसाइज फुलाती थी। आपको ऐसा लगेगा कि आपने बहुत मेहनत की है। आप को 10 रैप वाले 3 सेट को पूरा करने की कोशिश करनी चाहिए। आप बीच बीच में रेस्ट भी कर सकते हैं। अगर आपको यह करने में मुश्किल आ रही है तो आप कम रिपीटेशन भी कर सकते हैं।

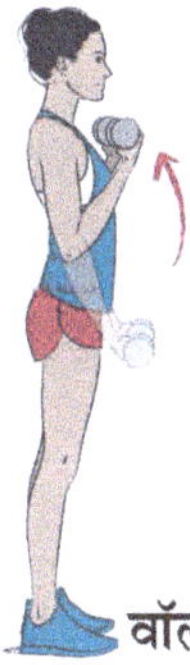

बायसेप कर्ल

- अपनी हथेलियों को आगे रखते हुए अपने दोनों हाथों में थोड़ा थोड़ा भार रखें। अपनी बाजू के ऊपरी भाग को स्थिर रखें। बड़े ध्यान से अपने हाथ के निचले भाग को ऊपर की ओर उठाएं और अपनी कोहनी के पास से हाथ को मोड़ें।
- आप इस एक्सरसाइज को बैठ कर या खड़े होकर किसी भी प्रकार कर सकते हैं।
- अगर आप इस एक्सरसाइज को करते ज्यादा मुश्किल महसूस नहीं कर रहे हैं तो आप वजन बढ़ा सकते हैं।

वॉल पुश ऑफ

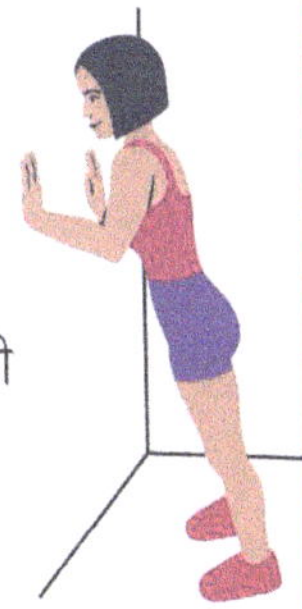

अपने हाथों को कंधों के पास एक दीवार पर रखें और अपने पैरों को दीवार से लगभग एक फुट की दूरी पर रखें।

- अपने शरीर को स्ट्रेट रखें, अपनी कोहनियों को मोड़ते हुए धीरे धीरे दीवार की ओर झुकें। अब जब तक आपको बाजू सीधी न हो जाएं तब तक वापिस ऊपर की ओर आएं।

आर्म रेस टू साइड

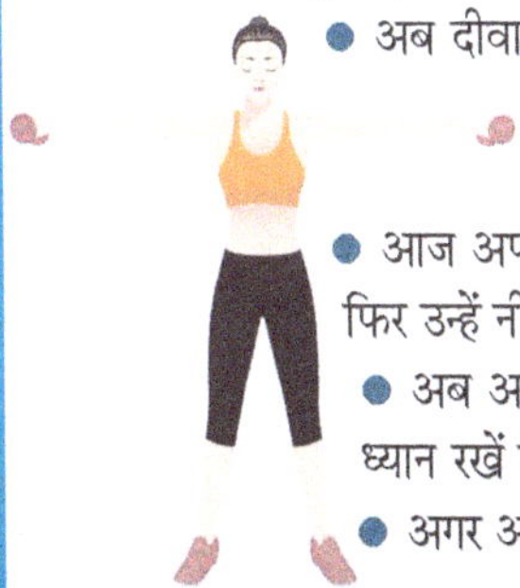

- अब दीवार से और अधिक दूर खड़े हों और इस प्रक्रिया को दोहराएं।
- अपने दोनों हाथों में वेट लें और अपनी हथेलियों को आगे की ओर रखें।
- आज अपने दोनों हाथों को कंधों तक ऊपर ले जाने की कोशिश करें और फिर उन्हें नीचे की ओर लाएं।
- अब अगली बार अपने हाथों और अधिक ऊंचाई तक ले जाएं लेकिन ध्यान रखें कि कंधों से और ऊपर न जाएं।
- अगर आपको कोई परेशानी न हो तो आप वेट का वजन बढ़ा सकते हैं।

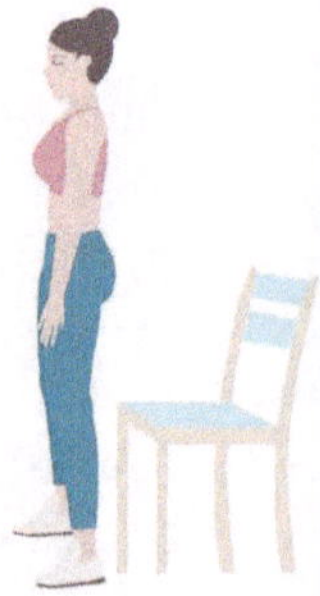

सीट टू स्टैंड

- पहले अपने पैरों को दूर दूर करके बैठ जाइए। अब अपने हाथों को अपनी छाती के पास रखें और ऊपर उठें। इस अवस्था में 3 सेकंड तक रहें। अब दुबारा कुर्सी पर बैठ जाइए। इस दौरान अपने पैरों को जमीन पर ही रखें।
- अगर आप अपनी बाजुओं का प्रयोग किए बिना नहीं उठ पाते हैं तो किसी ऊंची हाइट वाली कुर्सी का प्रयोग करें।
- अगर आप आगे बढ़ना चाहते हैं तो इस एक्सरसाइज को करते समय 3 सेकंड से अधिक देर तक खुद को होल्ड करें।
- लोअर कुर्सी का प्रयोग करते समय इस कसरत को करें, अगर आपको इसे करने में कोई तकलीफ न हो तो।
- एक्सरसाइज करते समय अब वेट भी होल्ड करना शुरू करें।

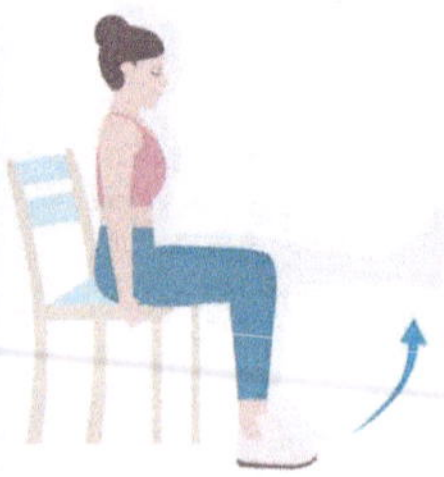

नी स्ट्रेटनिंग

- एक कुर्सी पर अपने पैरों को पास रख कर बैठें। अब अपने एक घुटने को बिल्कुल सीधा करें। अब कुछ समय तक अपने पैर को ऐसे ही रखें फिर उसे धीरे धीरे नीचे लेकर जाएं।
- अब धीरे धीरे अपना पैर होल्ड करने का समय बढ़ाएं।
- इस एक्सरसाइज को और अधिक धीरे धीरे करें।

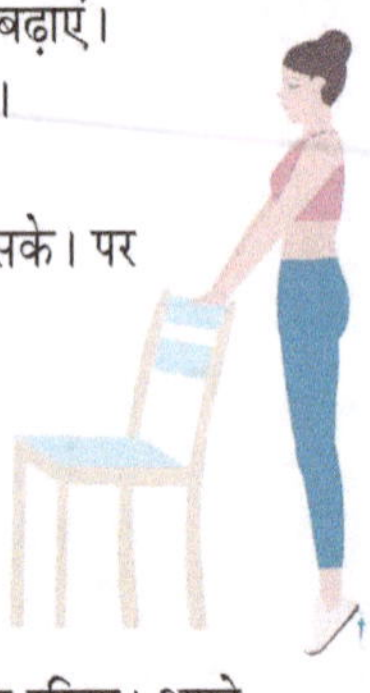

हील रेस

- 2अपने हाथों को किसी सर्फेस पर रखें ताकि आपको संतुलन मिल सके। पर उस पर बिलकुल आश्रित न हो जाएं।
- अब अपनी एड़ी को ऊपर करें और फिर नीचे ले जाएं। जैसे जैसे आगे बढ़ें वैसे वैसे अपनी उंगलियों पर 3 सेकंड तक खड़े हों। इसके बाद एक पैर पर खड़े रहने की कोशिश करें।

स्क्वाट

- एक दीवार के सहारे खड़े हो जाइए और अपने पैरों को एक दूसरे से दूर रखिए। अपने पैरों को दीवार से लगभग एक फुट दूर रखिए। आप अपने हाथों को किसी कुर्सी के पिछले भाग पर रख सकते हैं।
- अपनी पीठ को दीवार के सहारे रखते हुए अपने घुटनों को थोड़ा मोड़िए। ऐसा करते समय आपकी कमर थोड़ी सी नीचे आ जायेगी और अपने हिप्स को अपने घुटनों से ऊपर ही रखें।
- अपने घुटनों को दोबारा सीधा करने से पहले कुछ समय ऐसे ही रहें। अगर आपको कुछ समस्या नहीं आती है तो आप अपने घुटनों को मोड़ने का स्थान बढ़ा भी सकते हैं। रुकने के समय को भी थोड़ा अधिक बढ़ा दें।

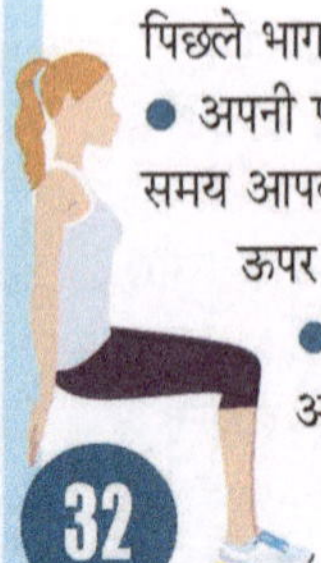

कूल डाउन एक्सरसाइज

इस प्रकार की एक्सरसाइज आपके शरीर को एक्सरसाइज के खत्म होने से पहले नॉर्मल होने में सहायता करती हैं। आपका कूल डाउन कम से कम 5 मिनट का होना चाहिए और इसके खत्म होने पर आपकी सांसें भी नॉर्मल हो जानी चाहिए। इसके लिए आप वॉक कर सकते हैं या किसी स्थान पर 2 मिनट के लिए मार्च कर सकते हैं। अपने जोड़ों को हिलाने के लिए कुछ वार्म अप एक्सरसाइज करें। ऐसा आप खड़े होते या बैठते समय कर सकते हैं।

मसल स्ट्रेचेज

अगर आपको दो दिन के अंदर एक्सरसाइज करते समय कोई शरीर में दर्द महसूस हुआ है तो स्ट्रेचिंग करने के कारण वह ठीक हो सकता है। आप इन एक्सरसाइज को खड़े होने के साथ साथ बैठ कर भी कर सकते हैं। सभी स्ट्रेच सावधानी से करें और एक स्ट्रेच को 15 से 20 सेकंड तक करें।

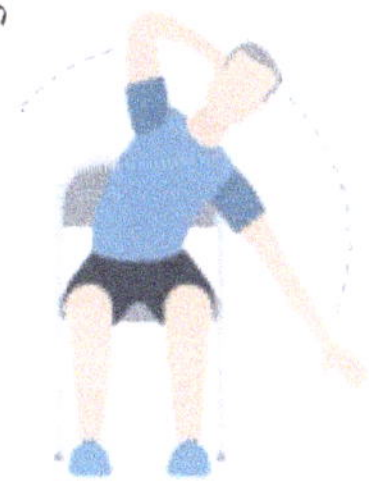

साइड : सबसे पहले अपनी दोनो बाजुओं को छत की ओर ले जाएं और उन्हें पूरी खोल लें। फिर राइट साइड की ओर झुकें। अब आपको दूसरी साइड एक खिंचाव महसूस होगा। अब पहले वाली अवस्था में जाएं और दूसरी साइड स्ट्रेच करें।

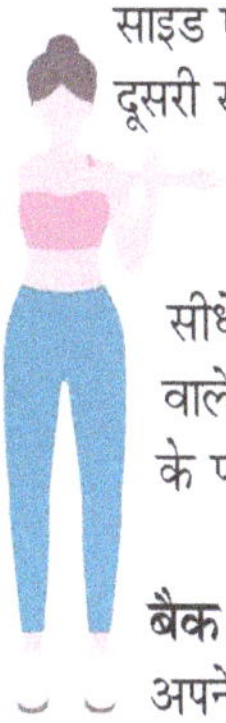

कंधा : अपनी बाजुओं को अपने सामने पूरी खोल लें। अब हाथों को बिना मोड़ें सीधे रखें और अपने कंधे तक लाएं। अपने दूसरे हाथ का प्रयोग अपने छाती के पास वाले हाथ को रैप करने के लिए और चेस्ट पर रखने के लिए करें। इससे आपको कंधे के पास स्ट्रेच महसूस होगी। अब दूसरी साइड भी ऐसे ही रिपीट करें।

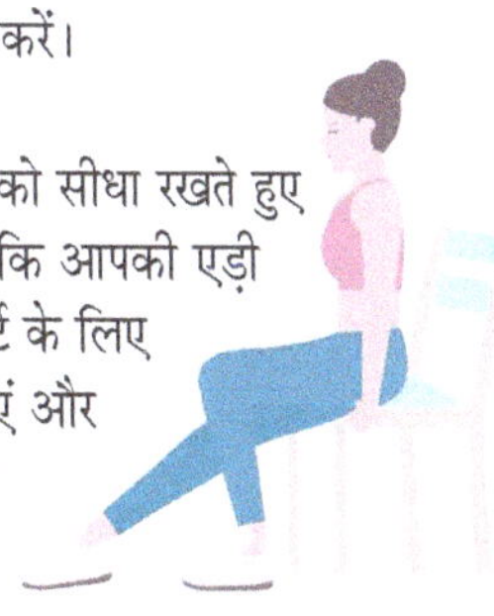

बैक ऑफ थाई : कुर्सी के एक कोने पर बैठें और अपनी कमर को सीधा रखते हुए अपने एक पैर को आगे की ओर बिल्कुल सीधा करें। ध्यान रखें कि आपकी एड़ी जमीन पर ही हो। दूसरे पैर की जांघ पर अपने एक हाथ को सपोर्ट के लिए रख सकते है। अपने आप को बैठे बैठे ही ऊपर की ओर लेकर जाएं और फिर आगे की ओर थोड़ा झुकें। आपके आगे वाले पैर पर थोड़ा सा खिंचाव महसूस होगा। अब शुरुआती अवस्था में दोबारा जाएं और दूसरी साइड की ओर भी यही प्रक्रिया दोहराएं।

लो लेग : अपने दोनों पैरों को एक दूसरे से दूर रखते हुए एक दीवार के सहारे खड़े हो जाएं। अपने शरीर को सीधा रखें और अपने एक पैर को पीछे की ओर ले जाएं।

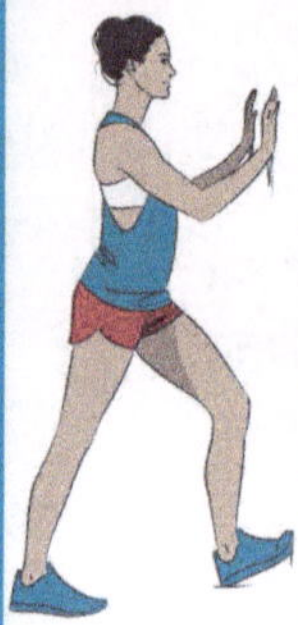

आपके दोनों पैर आगे की ओर होने चाहिए और अपने एक घुटने को मोड़ें जोकि आगे की ओर होगा। इस दौरान अपने पीछे वाले पैर को सीधा रखें और अपनी हील्स को जमीन पर रखें। आप अपने पिछले पैर के निचले भाग में खिंचाव महसूस करेंगे। अब यही प्रक्रिया दूसरे पैर के साथ भी करें।

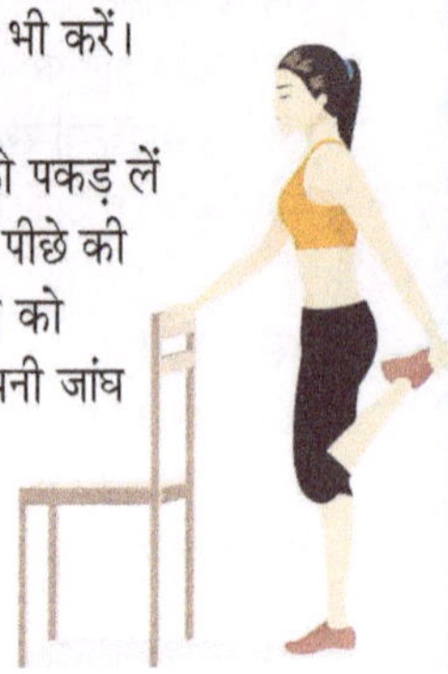

फ्रंट ऑफ थाई : खड़े हो जाएं और सामने किसी चीज को पकड़ लें ताकि आपको सहारा मिल जाए। अब अपनी एक टांग को पीछे की ओर मोड़ें और अगर आप पकड़ पाएं तो इस टांग के टखने को पकड़ने के लिए एक हाथ का प्रयोग करें। जब आपको अपनी जांघ में थोड़ा खिंचाव महसूस होने लगे तब अपनी टांग को नीचे लाएं। अपने दोनों घुटनों को पास पास रखें और अपनी कमर को सीधा रखें। शुरुआती अवस्था में आएं और ऐसा ही दूसरे पैर के साथ भी करें। इस एक्सरसाइज को आप बैठ कर भी कर सकते हैं।

अपनी शारीरिक मजबूती को वापिस पाएं

सांस न आ पाने वाला स्केल : यह एक स्केल है जिसमें आप एक्सरसाइज करते समय सांस न आने का लेवल रेट कर सकते हैं। यह जीरो से शुरू होता है जहां आपको किसी प्रकार की दिक्कत महसूस नहीं होती है और 10 तक जाता है जहां आपको सांस लेने में सबसे ज्यादा दिक्कत महसूस होगी। अगर आप प्रभावी रूप से एक्सरसाइज कर रहे होंगे तो आपको 3 से 4 स्केल पर रेटिंग मिलेगी।

- 0 बिल्कुल भी नहीं
- 0.5 बहुत ही कम
- 1 थोड़ा सा महसूस होने लायक
- 2 थोड़ा ज्यादा
- 3 थोड़ा मध्यम
- 4 थोड़ा बहुत गंभीर
- 5 गंभीर
- 6 और 7 बहुत ज्यादा गंभीर
- 8 और 9 बहुत बहुत अधिक बिल्कुल मैक्सिमम के करीब
- 10 मैक्सिमम

अपनी आवाज से जुड़ी समस्याओं को कैसे मैनेज करें?

कई बार वेंटिलेटेड होने के बाद कुछ लोगों को वॉइस में भी कुछ समस्याएं सहनी पड़ती हैं। अगर आपकी आवाज थोड़ी कमजोर हो गई है तो आपको :

- **जब आरामदायक लगे तो बोलते रहें :** आपको आवाज ठीक करने के लिए बोलते रहने की आवश्यकता है। अगर आपको बोलने के बीच में रेस्ट लेने की आवश्यकता पड़े तो आप रेस्ट ले सकते हैं और अपने घर वालों को बताएं कि अब आप और अधिक बात नहीं कर सकते हैं।
- **अपनी वॉइस को स्ट्रेन न करें :** अगर आप फुसफुसा कर बात करते हैं तो इससे आपके वोकल कॉर्ड में खिंचाव उत्पन्न हो सकता है इसलिए ऐसा न करें। इसके अलावा ज्यादा ऊंची आवाज न निकालें और चिल्लाएं तो बिलकुल भी नहीं।
- **रेस्ट लें :** अगर बोलते समय आपकी सांस फूलने लग जाए तो ध्यान रखें कि और अधिक न बोलें। अपनी सांसों पर ध्यान देते हुए आराम से और चुप चाप बैठे रहें। इस आर्टिकल में ऊपर मेंशन की गई ब्रीदिंग तकनीकों का भी प्रयोग कर सकते हैं।
- **गुनगुनाते रहें :** आप प्रैक्टिस के लिए खुद के साथ कुछ गुनगुना सकते हैं लेकिन कोशिश करें कि आप ज्यादा न चिल्लाएं।
- **बोलने के कुछ अन्य तरीकों का प्रयोग करें :** अगर आपसे बोला नहीं जा रहा है तो अपनी बातों को समझाने के लिए लिखने का या मैसेज करने आदि संकेतों का सहारा भी ले सकते हैं।
- **पानी पीते रहें :** अपनी वॉइस को और अधिक बेहतर बनाने के लिए दिन भर पानी पीते रहें।

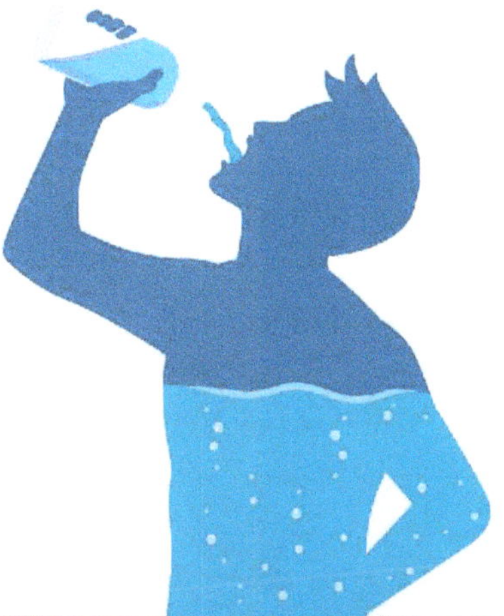

सावधानी, सोचने और याददाश्त से जुड़ी समस्याओं को कैसे मैनेज करें?

जो लोग लंबे समय तक बीमार रह जाते हैं या जिन्हें ऑक्सीजन ट्यूब लगाई जाती है उन्हें सोचने और ध्यान लगाने आदि चीजों में मुश्किल तो होती ही है। यह परेशानियां कुछ ही हफ्तों या दिनों में ठीक हो जाती हैं लेकिन कुछ लोगों में यह चीजें ठीक होने में महीने तक लगा देती हैं। यह समस्याएं आपको रोजाना की जिंदगी को प्रभावित कर सकती हैं इसलिए आपको इन्हें मैनेज करने के लिए निम्न टिप्स का पालन करना चाहिए।

शारीरिक एक्सरसाइज : एक्सरसाइज आपको रिकवर होने में मदद कर सकती हैं। अगर आपकी सांस फूल रही हैं, थकान और कमजोरी महसूस हो रही हैं तो पहले थोड़ी आसानी से होने वाली एक्सरसाइज ट्राई करें। आप स्ट्रेथनिंग एक्सरसाइज से शुरू कर सकते हैं और फिर धीरे धीरे आगे बढ़ सकते हैं।

ब्रेन एक्सरसाइज : आप कुछ ब्रेन एक्सरसाइज जैसे कोई नई हॉबी, कोई पजल या मेमोरी एक्सरसाइज को ट्राई कर सकते हैं। जैसे जैसे आप छोटे छोटे गेम्स में माहिर होते जाते हैं वैसे वैसे मुश्किल का लेवल बढ़ाते जाएं और इनसे आपको बहुत अधिक मदद मिलने वाली है।

- अपने आप को चीजें याद कराने के लिए अलार्म, लिस्ट, नोट्स और फोन के रिमाइंडर आदि चीजों को प्रयोग करें।
- सारे कामों को छोटे छोटे हिस्सों में बांट लें ताकि आपको अधिक भार न लगे और आपके दिमाग पर अधिक प्रेशर न पड़े।
- अगर आप दिमाग पर अधिक प्रेशर नहीं पड़ने देते हैं तो इससे वह और अच्छे से सोचता है। आप मेडिटेशन का सहारा भी ले सकते हैं।
- इन सभी टिप्स से आपको सोचने में और याददाश्त तेज करने में बहुत अधिक मदद मिलेगी।

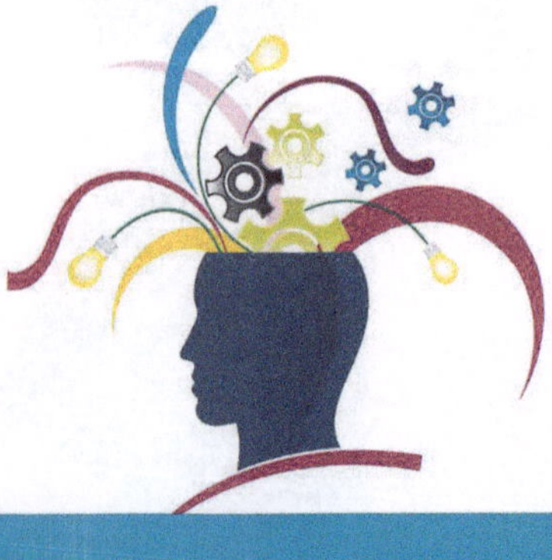

एक प्लाज्मा डोनर बनें

क्या है प्लाज्मा थेरेपी?

यह एक ऐसी थेरेपी है जिसमें कोविड से ठीक हो चुके व्यक्ति के शरीर की बनी एंटीबॉडी को उन लोगों को ठीक करने के लिए प्रयोग किया जाता है जो वायरस से बुरी तरह संक्रमित होते हैं। प्लाज्मा खून का एक तत्त्व होता है जिसमें वायरस से लडने वाली एंटीबॉडी होती हैं। यह ब्लड डोनेशन की तरह ही दान की जाती है। आपके खून से प्लाज्मा को अलग कर लिया जाता है और बाकी बचे खून को आपके शरीर में वापिस ट्रांसफर कर दिया जाता है। इससे आपके खून का थोड़ा सा भी नुकसान नहीं होता है। यह पूरी तरह से नुकसान रहित प्रक्रिया है और प्लाज्मा दान करने वाले व्यक्ति को किसी प्रकार का दर्द, चक्कर आना या बुखार आदि जैसे लक्षण महसूस करने को नहीं मिलते हैं।

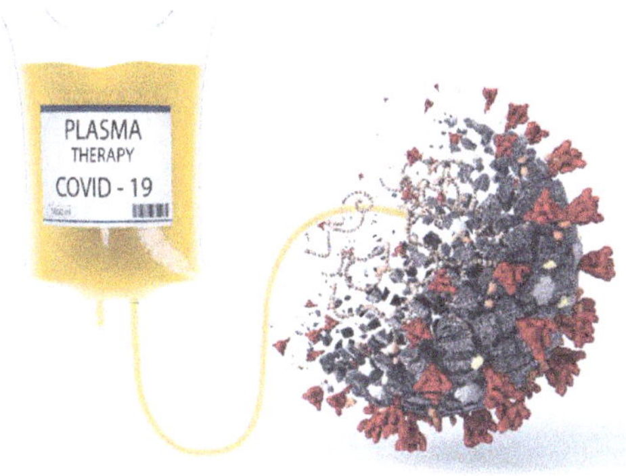

कन्वालेसेंट प्लाज्मा क्या है?

यह खून का एक लिक्विड पार्ट होता है जो कि कोविड संक्रमण से ठीक हो चुके व्यक्ति से इकठा किया जाता है। कोविड का मरीज अपने खून में वायरस से लड़ने के लिए एंटीबॉडी बनाता है। एंटीबॉडी वायरस से लडने के लिए एक प्रकार का प्रोटीन होता है।

कन्वालेसेंट प्लाज्मा को कौन दान कर सकता है?

- अगर आप निम्न कंडीशन पूरी करते हैं तो आप एक प्लाज्मा डोनर बन सकते हैं।
- अगर आपकी उम्र 18 से 60 वर्ष तक है तो आप प्लाज्मा दान कर सकते हैं और महिलाओं में यह उम्र 18 से ऊपर है लेकिन अगर आप गर्भवती नहीं हैं केवल तब ही प्लाज्मा दान करें।
- प्लाज्मा दान करने वाले व्यक्ति का वजन 50 किलो से ऊपर होना चाहिए।

● किसी लैब टेस्ट के द्वारा पहले कोविड पॉजिटिव रहे हों।

● कोविड से पूरी तरह रिकवर हो चुके हों और लक्षण खत्म हुए लगभग 14 दिन या उससे ऊपर हो गए हों।

● किसी भी प्रकार के संक्रमण से पीड़ित न हों।

● अन्य ब्लड डोनेशन मानदंड को पूरा करते हो ।

आप प्लाज्मा किस प्रकार दान कर सकते हैं?

● प्लाज्मा दान करने के लिए किसी भी नजदीकी अस्पताल में जाएं और प्लाज्मा दान कर सकते हैं।

कोविड 19 को लेकर कुछ ऐसे संदेह जो अक्सर आपके दिमाग में आते होंगे

अगर आपके लक्षण ठीक ही नहीं हो रहे हैं तो आपको क्या करना चाहिए?

हर व्यक्ति का ठीक होने का समय अलग अलग होता है इसलिए आपको चिंता करने की बिल्कुल भी जरूरत नहीं है और अपने डॉक्टर या कंसल्टेंट से समय समय पर चेक कराते रहें और उपचार हेतु राय लेते रहे।

आप खुद का आइसोलेशन कब खत्म कर सकते हैं?

इस बारे में अपने डॉक्टर से जरूर बात करें। आप दूसरे लोगों के संपर्क में जब आ सकते हैं जब :

● आपको लगातार 3 दिन से बुखार न आया हो।

● जब सबसे पहला लक्षण महसूस हुए 17 दिन हो गए हों और अब आपके लक्षण धीरे धीरे ठीक हो रहे हो ।

● अगर आपका इम्यून सिस्टम कमजोर है और आपको और भी अन्य बीमारियां हैं तो आपके डॉक्टर आपको कुछ और समय तक भी आइसोलेशन में रहने को बोल सकते हैं। उनकी राय का पूरी तरह पालन करें।

आप ऑफिस ड्यूटी पर कब जा सकते हैं?

● जब आपको पहला लक्षण महसूस हुए लगभग 17 दिन हो गए हों तो आप काम पर जाना चालू कर सकते है।

● जब आपकी एनर्जी बढ़ जाए और पहली जैसी हो जाए और अब आपको लक्षण महसूस न हो रहे हों तो आप ऑफिस जा सकते हैं।

अगर आप ने पहले पॉजिटिव टेस्ट के बाद दुबारा टेस्ट नहीं करवाया है तो क्या आप अब भी दूसरों को संक्रमित कर सकते हैं?

- जिस व्यक्ति ने क्वारेंटाइन का टाइम पूरा कर लिया है और जो आइसोलेशन से छूट गए है तो आप अब संक्रमण काल से बाहर आ चुके हैं और अब आप दूसरों को भी संक्रमित नहीं कर सकते हैं। आपको दुबारा टेस्ट करवाने की भी जरूरत नहीं है।

क्या आप कोविड 19 से दुबारा भी संक्रमित हो सकते हैं?

जब आप कोविड से ठीक हो जाते हैं (चाहे आपको लक्षण महसूस हो रहे हो या नहीं) तो आपका शरीर एंटीबॉडी बनाने लगता है। जो लोग ठीक हो चुके हैं उन्हें वायरस होने के लगभग 3 महीनों तक दोबारा वायरस से संक्रमित होने के चांस बहुत कम होते है। और इसके बाद भी यह अनुमान लगाया जाता है कि 3 महीने के बाद भी लो लेवल एंटीबॉडी आपको दोबारा संक्रमण होने से बचा सकती हैं।

क्या बिना लक्षणों के व्यक्ति वायरस का संचार कर सकते हैं?

जी हां, संक्रमित व्यक्ति वायरस का संचार कर सकता है चाहे बेशक उसे कोई लक्षण देखने को न मिल रहे हों। इसलिए संक्रमित लोगों का टेस्ट करवाना, आइसोलेट रहना और दूसरे लोगों से संपर्क बंद करना बहुत आवश्यक है। यह सब स्टेप्स वायरस के अधिक संक्रमण को फैलने से रोकने में मदद करेंगे।

क्या आप कोविड पॉजिटिव व्यक्ति के क्लोज कॉन्टैक्ट में आए बिना भी संक्रमित हो सकते हैं?

हां, आप किसी संक्रमित व्यक्ति के संपर्क में आए बिना ही कोविड पॉजिटिव हो सकते हैं क्योंकि कुछ ड्रॉपलेट जो हवा में काफी देर तक रह जाती हैं वह आपको पॉजिटिव कर सकती हैं। बंद जगह में जहां वेंटिलेशन बहुत कम होता है, कोई पॉजिटिव व्यक्ति खांसने या छींकने के कारण अपनी ड्रॉपलेट हवा में छोड़ देता है और वह ऐसी और पंखों आदि के द्वारा पूरे ऑफिस में फैल जाती हैं। इसलिए हर समय मास्क पहनना बहुत आवश्यक होता है।

आप घर पर ही सुरक्षित रूप से एसी का किस प्रकार प्रयोग कर सकते हैं?

- घर पर एसी चलाते समय आपको 25 से 30 डिग्री के बीच तापमान रखना बहुत आवश्यक है।
- अगर आपके वहां का ह्यूमिडिटी लेवल 40 से 70% के बीच है तो यह सबसे उपयुक्त माना जाता है क्योंकि इसमें पैथोजन्स से जुड़ी समस्याएं कम होती हैं।

● एसी की ठंडी हवा के साथ आपके कमरे में थोड़ी थोड़ी बाहर की हवा का आना भी जरूरी है। इसके लिए आप एग्जॉस्ट फिल्ट्रेशन का प्रयोग भी कर सकते हैं।

● अगर संक्रमित और असंक्रमित व्यक्ति एक ही घर में है और घर में एक ही एसी है तो उसका प्रयोग बंद कर देना चाहिए। अगर अलग अलग कमरों में एसी हैं तो आप उसका प्रयोग कर सकते हैं।

क्या आप रूम कूलर्स का प्रयोग कर सकते हैं?

● हां आप घर में कूलर का प्रयोग कर सकते हैं। अच्छे वेंटिलेशन के लिए कूलर का बाहर की हवा खींचना बहुत आवश्यक है।

● कूलर को साफ सुथरा रखें। पानी को समय समय पर बदलते रहें।

● ह्यूमिड एयर को बाहर निकालने के लिए खिड़कियों का खुला होना काफी जरूरी है।

● जो पोर्टेबल इवेपोरेटर कूलर बाहर की हवा को नहीं खींचते हैं उनका प्रयोग करना नहीं सुझाया गया है क्योंकि उनकी हवा अंदर की ह्यूमिडिटी के कारण कम ठंडी हो जाती है।

इन्हीं टिप्स का पालन करते हुए आपको अपने घरों में सुरक्षित रहना चाहिए और कोशिश करें आप शारीरिक रूप के साथ साथ मानसिक रूप से भी स्वस्थ हो इसलिए ज्यादा से ज्यादा खुश रहने की कोशिश करें।

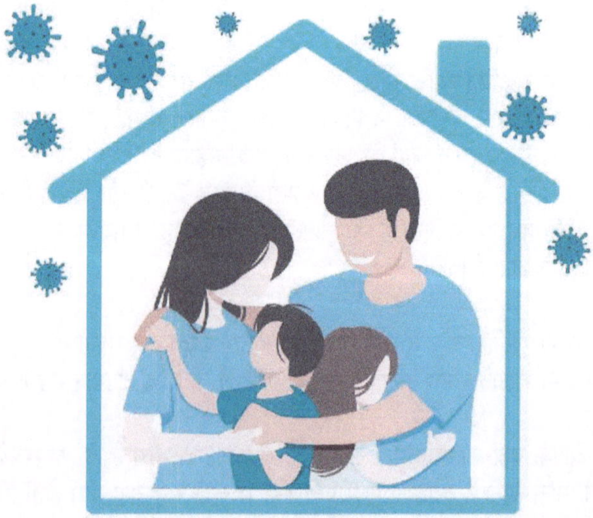